李克绍 著

李克绍胃肠病漫话

第二版

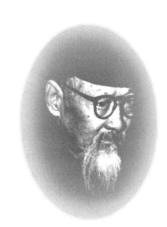

李克绍
医学全集

U0206852

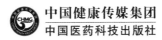

中国健康传媒集团
中国医药科技出版社

内 容 提 要

胃肠病是常见病、多发病。李克绍教授集多年理论研究和临床经验，写成本书，本书内容曾连载于《山东中医杂志》，在读者中产生了热烈反响。本书现在读来因其文字简洁，通俗易懂，接近群众，且所用方药取用方便，疗效可靠，不仅对临床有很强启发性，对于患者和中医爱好者也是一本不可多得的普及读物。适于广大中医临床工作者、中医院校师生及中医爱好者阅读参考。

图书在版编目（CIP）数据

李克绍胃肠病漫话 / 李克绍著 . — 2 版 . — 北京 ：中国医药科技出版社，2018.5

（李克绍医学全集）

ISBN 978-7-5067-7051-4

Ⅰ . ①李… Ⅱ . ①李… Ⅲ . ①胃肠病—中医诊断学 ②胃肠病—中医治疗学

Ⅳ . ① R256.3

中国版本图书馆 CIP 数据核字（2018）第 028123 号

美术编辑 陈君杞

版式设计 也 在

出版 中国医药科技出版社

地址 北京市海淀区文慧园北路甲 22 号

邮编 100082

电话 发行：010—62227427 邮购：010—62236938

网址 www.cmstp.com

规格 710×1000mm $\frac{1}{16}$

印张 5 $\frac{1}{4}$

字数 54 千字

初版 2012 年 6 月第 1 版

版次 2018 年 5 月第 2 版

印次 2024 年 6 月第 4 次印刷

印刷 河北环京美印刷有限公司

经销 全国各地新华书店

书号 ISBN 978-7-5067-7051-4

定价 **25.00 元**

審方辨證、立意在精詳、用藥
務用兵機、勿輕投。博學之、審
問之、慎思之、明辨之。無斯數語

臨床應發、可四步慎矣

李名紹 一九八七
十月

再版前言

我的父亲李克绍先生，字君复，晚号齐东墅叟，山东牟平人。生于 1910 年，卒于 1996 年，享年 86 岁，是著名的中医学者、伤寒论学家。父亲自 20 世纪 50 年代起，任教于山东中医药大学（原山东中医学院），为山东中医药大学教授，全国仲景学说委员会顾问，全国首批中医专业硕士研究生导师，生前享受国务院政府特殊津贴。

早年做小学教员的父亲，靠深厚的国学根基，自学中医，终成一代大师。他一生博览群书，自到高校任教后，又对《伤寒论》进行了深入、系统的研究，并提出了他个人鲜明的学术观点，解惑了《伤寒论》研究史上许多重大疑难问题，对《伤寒论》的理论价值和临床价值都有所开拓。他说："勤求古训，博采众方，是张仲景的学习方法，也是学习张仲景的方法。"确实是这样，父亲的一生是读书的一生，学习的一生，又是勤于写作的一生。父亲生前发表了大量的学术论著，主要有：《伤寒论讲义》《金匮要略浅释》《伤寒论语释》《伤寒解惑论》《伤寒串讲》《伤寒百问》《胃肠病漫话》以及重要的学术论文 20 余篇。这些著述问世以来，深受广大中医学者的欢迎，有的书曾重印多次，仍然脱销，一书难求。为此，经与中国医药科技出版社商议，为满足中医学者的要求，将父亲一生著述以全集形式，再次修订出版。其中，《伤寒论讲义》《伤寒解惑论》《胃肠病漫话》《医论医话》《医案讲习录》《中药讲习手记》仍然单册再印；将《伤寒串讲释疑》分为《伤寒串讲》《伤寒百问》，首次以单本形式出版。

　　这些即将修订出版的文字，记录了父亲的学术思想，是他留给后人的宝贵财富。我想，此次父亲著作的修订出版，必将使他的学术思想进一步发扬光大，为更多的人所熟知，也为他学术思想的研究者提供了方便的条件。同时，这也是对父亲最好的缅怀与纪念。

李树沛

2017 年 12 月 17 日

序

　　李克绍教授是我多年的老同事，自他所著《伤寒解惑论》问世以来，人多誉之为"伤寒专家"。殊不知李教授不仅长于伤寒，而且对于其他经典著作，亦往往有独到见解；既擅长于理论研究，又有丰富的临床经验。试观其近著《胃肠病漫话》，采辑广而博，说理简而明，用药轻而活，如非久经临床，能如斯乎？该文自1981年以来，连续刊载于《山东中医杂志》，余因主持该杂志编委工作，故对广大读者的反映，知之颇详：有喜欢其文字浅显，通俗易懂者；有赞赏其切合实用，药简效速者。至于久治不愈、中西药罔效之胃肠病，经用本文介绍之方，遂获奇效之临床报道，亦颇不乏人，则此书在群众中之影响，从可知矣。近有函请李教授将该书刊印发行者，伊遂应读者之请，稍作整理，准备付梓，索序于余。余素拙于修辞，欲将该书优点用文字表达而出，实心有余而力不足。但又想：该书在读者心目中早有评价，又何劳余之喋喋乎！故略述梗概如上，聊作弁言云尔。

周凤梧　于山东中医学院

1984 年 7 月 22 日

前　言

　　余从事中医工作，已有四十余年，深知胃肠病是广大群众中的常见病、多发病，常经年累月，久治不愈。痛苦呻吟，精神消磨于床第之间，寻医求药，经济消耗于药炉之内。他们迫切要求了解胃肠病的一般知识，更希望能得到一些行之有效的治疗方法。因此，余在工作之余，查阅了不少历代文献关于这方面的资料，并结合个人多年来的临床体会，才写成了这本《胃肠病漫话》。

　　为了使这本"漫话"更容易在群众中推广普及，余写作时注意到以下两点。

　　一是病名的问题。篇中不采用西医学的分类法，仍沿用中医学习惯上的依据症状来分类。因为这种分类法，不需要什么诊疗仪器，不管病变是器质性的，或非器质性的，是炎症性的，或非炎症性的，呕吐就叫呕吐，腹泻就叫腹泻，胃痛就叫胃痛……这是非常朴素的，而且这些恰好也是病人的主诉。对于广大病人来说，依据症状，选方用药，更有莫大的方便。

　　二是选方选药的问题。中医学关于治疗胃肠病的方药，经过千百年来广大劳动人民的经验积累，确实丰富多彩，取用不穷。其中包括历代的传统方剂和难以数计的单方小方。尤其是单方小方，大多数是来自群众自己，更容易为广大劳动群众所理解、所接受，所以作为本书的主要内容。至于历代的传统成方，也以配伍单纯，容易掌握者为限。总而言之，无论是单方、小方或历代的传统方，都以药源广阔、价格便宜、取用方便、疗效可靠，即使用得不太恰当，也绝没有坏作用者为限，务期达到医生会用，不是医生也会用。

　　以上两点，就是写这本书的主导思想。由于余对这方面所掌握的知识太少，且文字表达能力也有限，缺点和错误是难免的。望读者随时提出批语和指正，促使继续改进和提高，以便为广大劳动群众的保健事业做出积极的贡献。

李克绍

1984 年 7 月

李克绍
胃肠病漫话

目 录

---------- **第四章** ----------

胃脘痛的治法 / 036

---------- **第五章** ----------

大便症状的治法 / 045

---------- **第六章** ----------

胃肠病引起神志症状的治法 / 065

—— 第七章 ——
胃肠病治疗注意 / 069

第一章　上逆类症状的治法

一、呕吐

呕吐是胃肠病中最常见的一种症状，但不要一见到呕吐就用止呕药来处理，因为有些呕吐，是人体生来就具有的一种祛除病邪的本能。譬如我们有时饮食不注意，吃了一些霉烂或有毒的食物，或贪食过量，胃中胀饱不安，都会引起呕吐。这样的呕吐，能排出胃中的淤积和毒素，对人体是一种保护性反应，是非常有益的。正因如此，所以在某些情况下，还要人为地造成呕吐，这就是中医临床治病八法之一的吐法。

但是从另一方面讲，如果呕吐不能排出病邪，又不能自己制止，频频发作，以致妨碍进食，或者出现其他不适的症状，这就是病态，就必须给予治疗。

中医学中止呕的药物是很多的，这里介绍几种常用的、简单的，如下。

（一）生姜、半夏

这是治呕吐用得最广泛的两味药。我国著名的古代内科专著《金匮要略》中有这样的记载："诸呕吐，谷不得下者，小半夏汤主之。"这里的"诸"，是一般情况下的意思，"谷不得下"，就是影响进食。呕吐既然影响进食，就不能听之任之，非治疗不可了。小半夏汤是由半夏和生姜两味药所组成，这就说明半夏和生姜是止呕的常用药。临床处方，也常常是见到呕吐就加入生姜、半夏。

半夏配生姜之所以能治呕吐，是因为二药能把胃的上冲之气降下去，把胃的痉挛之性缓解开，这称为降逆和胃止呕。但是这两味药，都是温性药，最适用于胃中偏寒的呕吐，而临床所见到的呕吐症，病机是多样的，并不一定都是胃中寒，因此，要用生姜、半夏治疗"诸"呕吐，在配伍方面，还有其各不相同的"诸"法在。

譬如《寿世保元》上有一首治热吐的方子：半夏（姜制）6g，干葛 6g，青竹茹 12g，甘草 2.5g，加入生姜、大枣水煎服（剂量据临床经验酌改现代剂量，以下同）。

这个方子，实际是小半夏汤加入干葛、竹茹两味凉性药和大枣所组成，因为加了凉性药，也就适用于热性呕吐了。

半夏和生姜，如果配伍得法，固然可以治疗热性呕吐，但是热性呕吐还有更简便的小方效方，就是一味芦根。

（二）芦根

芦根是芦苇的地下横根，是治热吐的特效药，而且药源普遍，各地的下洼水潦之处都有。热吐的特点，除了小便赤黄、口黏口渴以外，还有一个突出的特征是手心脚心发热，即使在别的症状看不出是热的情况下，如果这例病人的手足心较一般正常人的为热，这个"热呕"的诊断便基本是可靠的。

治疗呕吐，一般不用带油性的药品，像瓜蒌仁、桃仁、莱菔子、苏子等。在寒性呕吐中用了这些药，问题还不大；而在热性呕吐中，那就一定不要用。因为热吐需要清凉泻热，而油腻之品却壅气助热，所以属于禁忌之列。

芦根性寒味甘，能清肺胃之虚热，止呕吐而不燥。《金匮玉函经》有这样一段记载："治五噎、吐逆、心膈气滞烦闷，芦根五钱，煮汁饮。"呕吐兼见烦闷，呕吐之后又消除不了烦闷，这就是热吐。

热吐在暑热季节发生的比较多，有的热吐用中西止吐药都效果不大，但用芦根煎饮，却能很快就好了，它不但效果好，而且气味清淡，人人能服，真算是治热呕的圣药。

（三）苏叶、黄连

苏叶、黄连，主治湿热呕吐。什么样的呕吐叫湿热呕吐？顾名思义，"湿热"是又湿又热，病人必舌苔又黄又黏腻，或者呕出酸苦黏液。这样的呕吐，常见于有慢性胃炎的病人，治疗时可用二陈汤加入苏叶和黄连。二陈汤是半夏、橘红、茯苓、甘草四味药再加入生姜煎服。这是一个除痰的方剂，方中已经包括小半夏汤在内，可以治痰多的呕吐。但若用以治湿热呕吐，因为它燥湿清热的力量不大，也就达不到止呕的效果，因此，方中还是要加入黄连、苏叶，因为黄连能清热，又能燥湿，苏叶能降气，又能止呕，所以效果更好。

苏叶、黄连加入二陈汤内，苏叶一般可用 10~15g，黄连可用 5~9g。但如果湿热仅限于胃上口，没有大量的酸苦之水，却呕哕频繁，又呕不出什么时，只用少量的苏叶、黄连，不加入其他药物，效果也很好。

邻人王某，男，50 多岁，农民。偶尔似觉感冒，但没有明显的寒热症状，却频频作呕，又呕不出什么，从早至午，几无休止，非常苦恼，求治于余。经诊察后，既不是寒吐，也不似单纯的热吐，舌苔微黄薄腻。即断为湿热呕吐，用黄连1.5g、苏叶1g，水煎服。

病人第二天来诉，此药服下之后，胸中觉得十分拘紧，像有人用手大力抓住一般，想有意地试作呕吐，也不能了。自后再未服其他药，呕吐也未再作。

苏叶黄连止呕方，来源于薛生白的《湿热条辨》，其方是黄连三五分，苏叶二三分，煎服。治湿热证"呕哕不止，昼夜不瘥"。"三五分""二三分"合1g左右，这样的小方，为什么能治呕哕不止这样的重病？说起来也真有趣，不要看他昼夜呕哕不止，其实这并不是什么重病，只不过是胃上口有点湿热，湿热刺激，才引起呕吐，而呕吐却排出不掉这样的湿热，所以才昼夜不止。用少量的黄连、苏叶，消除掉局部的湿热，不再刺激，也就不呕了。

苏叶、黄连有这样的止呕效果，所以有人治孕妇呕吐，也加入这两味药，但要知道，所有的止呕药都有针对性，苏叶、黄连同样也不能随便乱用。

（四）伏龙肝

伏龙肝俗名灶心土，是农村中烧杂草的炉灶底下年久烧成的红褐色土块。不要看不起这样的干泥巴块，它本质沉重，性能下降，气香性温，暖脾温胃，在胃气太虚，水药不受，别药入口即吐的情况下，用伏龙肝却有立竿见影之效。

1957年的一个夏天，余由家中返回诊所，一路上阳光耀眼，乍一进诊所，觉得屋子甚暗。忽闻室内有呻吟声，定睛细看，才看出是本所会计员。原来他患急性胃肠炎，剧吐剧泻一昼夜，已严重脱水。我看了以后说，我用点药看看。所内另一西医因为服药即吐，主张停用一切药物，让胃休息，任其自然恢复。我觉得西药不行，还有中药，大方不行，还有偏方。便到邻家，从土灶里掘取灶心土一块，有小鸡子大，放在碗内捣碎，冲入开水，搅了几下，等粗渣沉淀后，将带土黄色浑水，倾入另一碗中，让他乘温喝下。

一大碗浑黄水，他一口气喝下，竟未再吐。病愈后，病人追述说："那药真香。"伏龙肝味香，正常人是体会不到的，这只有在胃气大虚的情况下，才能觉出味香。中医讲"香入脾"，这证明两点：一是脾胃之气太虚，二是药极对证。

由于伏龙肝能镇吐，所以临床时对于一些艰于服药的人，怕服药引起呕吐，常常先用伏龙肝煎水，再用此水煎药，往往可以避免服药后引起呕吐。

综合以上所述，常用的止吐药可以分为四组：①半夏、生姜：适合于胃中偏寒的呕吐。尤其是生姜一味，就是止呕的特效药，如《食医心镜》记载：治呕吐不止，用生姜60g，加醋，用银器煎，连渣服下。②苏叶、黄连：适合于湿热呕吐。尤其是苏叶一味，就能治干哕。《千金方》载：卒哕（干哕）不止，香苏浓煮，服三升（三大杯）。③芦根：治热吐。④伏龙肝：治胃虚水药俱不能受之吐。

以上诸药，都是以止呕吐为目的。但是呕吐毕竟是现象，而不是疾病的本质。有些病，呕吐就是主症，呕止了，也就是病好了。但是还有一些病，只治呕吐是不行的，还要找一找导致呕吐的原发病。譬如肠梗阻、尿毒症、脑病等，这些病出现呕吐，只是主病中的一个次要症状，主病好了，呕吐也就停止了。因此，临床见到呕吐，不能都以单纯止吐为目标，用药不效，还要考虑其他一些原因，或送入医院，以防止耽误病情。

二、干呕、哕逆

在医学术语上，干呕和呕吐有差别：呕吐是指有呕出物，如能呕出食物、脓血、粪块、蛔虫等，都叫呕吐；如果病人只有呕的形态，也发出呕的声音，却呕不出什么来，或者有，也只是一些涎沫，这便叫作干呕。干呕能呕出涎沫的，多是胃中有痰饮，治疗时要温胃，促使痰饮消散；连涎沫也没有的，治疗时和治哕逆（欲称"打呃"）相同。所以，本节把干呕和哕逆合并讨论。

（一）干呕吐涎沫

涎沫是胃中的水液，不能充分吸收，以致随着干呕而吐出。水液不能被吸收，大都由于胃寒，所以吐涎沫一般是采用暖胃药。但是临床所见，吐出的涎沫也有不同。有的是水饮清稀，不黏不稠；有的却是满口黏液丝，扯不断，吐不掉，也吐不完。前者寒而清，应当用温性药把寒饮运化开，以干姜为主药，如半夏干姜散就是。后者寒而浊，应当用温性药把寒饮降下去，以吴茱萸为主药，如吴茱萸汤就是。

半夏干姜散（《金匮要略》）：半夏、干姜各等份，水煎服。

本方就是小半夏汤把生姜换成干姜。生姜止呕的效果好，干姜温化水饮的力量大，所以干呕并呕出清稀水液的，用本方效果好。

吴茱萸汤（《金匮要略》）：吴茱萸 1~2g，人参 9g，生姜 18g，大枣 3 枚，水煎服。

吴茱萸能温胃降浊饮，又重用生姜止呕散水，人参、大枣具有扶助正气、增强消除痰饮的功能。

（二）干呕、哕

干呕如果连涎沫也没有，就用不着温化水饮，只调调气就行了。实际这仅仅是胃痉挛，止住痉挛，就可以不呕，所以有时和治膈肌痉挛的哕逆相同。譬如《金匮要略》中的橘皮汤，橘皮 15g，生姜 30g，只两味药，但橘皮能调气，生姜能和胃，所以不管是干呕，或是打呃，本方都有效。

但是哕逆和干呕，其病机有时并不相同，因此治哕逆除了上述的橘皮汤之外，还另有一些专方。如《简要济众方》治寒呃，用丁香 49 粒，柿蒂 27 个，只两味药煎服。又如《苏沈良方》治寒呃，用橘皮、通草、干姜、桂心、炙甘草各等份，人参减半，共碾成粗渣，每剂 1~2g，水煎服。这些方，都只治哕逆，不能治干呕。

从上面这几首治哕逆的方子看，哕逆症的病机是属寒属热的都有，治疗的药物有的偏热，有的偏凉。但是有一个共同点，就是敛降与辛散合用。试看：橘皮性降，生姜性散；柿蒂收涩，丁香辛散。敛降与辛散，其作用是矛盾的，但合用起来，又达到矛盾的统一，所以用于膈肌痉挛的哕逆症，一般会有良好的效果。根据这个原则，古方还有些治哕逆的单方、效方，如伏龙肝配丁香就是。此外，一些降性药，如代赭石、枇杷叶等，都可以用来治哕逆。刀豆子一味，人们都推崇为治哕逆的特效药，就是因为刀豆子性降的缘故。

治哕逆虽然列举了以上一些简效方，但是促成哕逆的原因，也是极为复杂的，所以有时单靠以上几个方还不够，还要临证化裁，独出巧思。譬如历来医籍的记载：有用活血化瘀法治愈的，有用消食药治愈的，还有用通利大、小便药治愈的。总之，遇到顽固的哕逆症，还是要请教医生。

一般来说，哕逆并不难治，但也不要太麻痹大意。中国古代医书《内经》就有"病深者，其声哕"的告诫。的确，哕逆有的是在病情加重的危险期出现，所以重病人出现哕，需要提高警惕，不要过于麻痹。

三、蓄饮

蓄饮也叫蓄水，它是胃里的水没有很好地被吸收，又没有呕吐出来，以致停蓄在胃中所致成。蓄饮不一定都出现呕吐，但呕吐却常常是蓄饮证的特征之一。上面讲过吐涎沫，涎沫就是水饮，但不是蓄饮。水饮蓄起来，症状就变了。

凡呕吐一症，如果胃脘部按之似较痞硬，或口干口渴，或头晕眼花，或心慌心跳（痞、渴、眩、悸），就大都是蓄饮所致。在中医术语中，痞硬叫作水饮结聚；渴叫作水饮阻碍，正津不能输布；眩晕叫作水饮阻碍，清阳不能上升；心慌心跳叫作水饮凌心。蓄饮的形成，实际是胃脘部或上消化道有炎症，并且伴有炎症渗出物，这在中医学解释为"脾不散精，水停为痰"。也就是说，胃吸收水液的功能差，而且不断地渗出，逐渐积蓄而成痰成饮。

蓄饮的呕吐，一般是呕痰呕水，不常呕食，而且也不是天天呕，而是呕出一些宿痰宿水之后，再过一段时间，又蓄到一定程度，再重新呕吐。这样的呕吐，容易使人与其他原因所致成的

"反胃"——如癌瘤等相混淆，往往抓不住病因，掌握不了重点，以致药不对症，缠绵难愈。因此，还要掌握痰饮呕吐和其他原因的反胃之间的鉴别法。

痰饮呕吐，往往在将呕的前几天，口渴贪饮，饮不解渴。这是痰饮积蓄到一定程度，影响消化道腺体分泌功能的缘故，是将要出现呕吐的先兆。此外还有一个特点，就是：一般的呕吐，呕后常感觉到口中多少有些干渴，这是因为呕吐会耗伤胃中津液的缘故，即使是痰饮呕吐，呕后痰饮虽然去了，津液却必受伤，所以也会有这种干渴现象。如果大量呕吐之后，口中不干不渴，像未曾呕吐一样，这也说明是蓄饮。这是痰饮未曾全部呕出来，而且呕吐之后，水饮又继续浸渍入胃的缘故。

先渴后呕，或者呕吐之后反不渴，以及胃脘痞硬、头晕眼花、心慌心跳等症伴随呕吐而出现，都证明是水饮，用前面所讲的小半夏汤止呕，再加入一味茯苓把陈旧的积水渗出，这首方子就叫小半夏加茯苓汤。

半夏 12g，生姜 24g，茯苓 12g，水煎服。

小半夏加茯苓汤，治蓄饮是很有效的。但是，有些比较顽固的蓄水证，渴而呕，呕后又渴，又饮水，又呕又渴，反复不已，这说明水饮不是呕一两次就呕尽了。水饮既然顽固难除，单靠小半夏加茯苓汤就不行了，还需要在除水的方剂中，加上能促使胃吸收水饮的药物一如白术，才能彻底治愈。如古方中的猪苓散就是这样一张方剂。

猪苓、茯苓、白术各等份，以上共轧成细末，每次温开水冲服 10~15g，每日服 3 次。

以上所讲的这些治蓄饮呕吐方，都是一些常用药，简单方，平淡无奇。正是由于平淡无奇，容易被人瞧不起，致使本来不是难治的一些病，却去追求大方、怪方、贵药、怪药，结果越治越重，或弃而不治，这实在是令人痛心的。

例如：某地区有个内部资料，报道用小半夏加茯苓汤治好一例诸药不效的多年的顽固性呕吐。既然说"诸药不效""多年""顽固"，可以想象这个病人，遭受了多少痛苦，浪费了多少药费，后来却服小半夏加茯苓汤治好了。

又如《新中医》1978 年第一期载有四川唐爱之医案一则，摘录如下：

"杜某，女，29 岁，呕哕、呃逆已 7 年，近几个月加剧。头眩，恶心，食则呕吐食物及痰涎，呃逆，胁下隐痛，牵引肩背，胸痞，脘胀，食少，便溏，四肢不温，口渴，喜热饮。痰浊上逆而呕吐，宜温中、降逆、和胃、止呕……"

不要把这个病例看得太复杂，也不要把 7 年顽固病得效看得太神奇，其实本案的呕吐，包括了痞、晕、呕、渴等症状，是典型的痰饮呕吐，其处方中就有小半夏加茯苓汤在内，所以取得很好的疗效。

把一般痰饮病当作重病治，越治越重，就连清代名医叶天士也犯过这样的错误。清代名医徐灵胎曾记载这样一个故事：洞庭有一个姓金的人，患呕吐症多年，他的先人和叶天士是最要好的朋友，所以叶老全心全意地给他治疗，用了不少的人参、干姜、附子等与治蓄饮毫不相干的药，治了一年多，越治病越重。后来这病人找徐灵胎治疗，徐灵胎看了以后说，这是蓄饮，给他开了一张处方，服下就好了。这人因此拜徐灵胎为老师，跟他学医。

通过这一段故事，我们可以想到，有不少胃肠病呕吐，本来不是难治的，只是诊断不明确，或责任心不强，才把一些本来很容易治愈的病当成顽固病，使病人遭受了不少痛苦。

四、反胃

反胃，俗称"翻胃"，或称"胃反"，都是一回事。它和蓄饮的呕吐不同，蓄饮是呕吐痰水，并且是蓄到一定程度才呕吐，反胃是呕吐所进的食物，朝食暮吐，暮食朝吐，只要进食，就必吐出，而且必须吐尽，像是把胃翻过来一样。除此以外，蓄饮呕吐，多兼有渴、痞、眩、悸等症状，而反胃没有这些症状。蓄饮由于不常呕食，且常能间歇多日不吐，饮食物一般可以少量进入大肠，所以对于大便的影响不大，而反胃则由于呕吐频繁，每日必吐，饮食不能进入大肠，就会数日或十数日、数十日大便一次，而且艰涩异常，形如羊屎，人们多认为这是胃脘干枯。

胃反的形成，实际多是胃的下口——幽门梗阻。这些梗阻，可能是炎症产物，如瘀血、稠痰，或炎症变形，如瘢痕狭窄、水肿，以及肿瘤或其他脏器肿瘤压迫等。此外，胃反病人往往大便干如羊屎，排便不通畅，大便不通畅又反过来更使饮食不入，食入即出，形成恶性循环，也是胃反不可忽视的一个重要原因。

由于大便不通畅也是反胃的一个重要因素之一，因此，治疗反胃，就离不开消除梗阻和润肠通便，或止呕的同时又润大便等几个方面。

（一）消除梗阻

李时珍的《本草纲目》载有一治胃反方：柿干三枚，连蒂捣烂，酒服（黄酒）甚效，切勿以别药杂进。它又引用《经验方》一段记载：有一家三代，都死于胃反病，后来到了孙辈，得了一个秘方，用柿干和干米饭天天吃，绝对不喝稀饭，也不喝水，结果治好了。根据"绝对不喝稀饭，也不喝水"，而且柿干烧灰外用能治臁疮腿，敷在舌上能治鹅口疮，内服能治大便干燥或下血，可知柿干有清热、润便、燥湿、化痰、收敛愈合溃疡面的作用。所以这样的反胃，可能是食管或胃有腐烂面，或有黏性分泌物的缘故。

（二）止呕与润便同用

《金匮要略》记载："胃反呕吐者，大半夏汤主之。"

大半夏汤：半夏120g，人参20g，白蜜20g。用水600g，加入白蜜，再用勺扬水几百遍，使水和蜜混合得极匀，用此蜜水煎上面三味药，使水减一半后，取下，分两次服。

本方用半夏止呕，用人参养胃，并且蜜内加水，扬之几百遍，使水蜜融合得极匀，以润肠胃，通大便。

这就为后世治胃反病提示了治疗原则。如朱丹溪治反胃，用韭菜捣汁搅在牛奶里喝：或韭汁兑入童便喝。韭汁能散结气，和半夏的作用有些相似，牛奶润肠，童便滋润，也和大半夏汤水内加蜜的作用相仿。不过韭汁还有散瘀血的作用，如果梗阻部位充血、瘀滞，用韭汁就更为相宜。

（三）润肠通便

《局方发挥》有这样一个故事：台州有一个医生，得了噎膈病，这人工作很勤劳，经常喝酒。面色白，脉涩，重按则大而无力。朱彦修叫他辞去工作，住在一个养奶牛的人家里，每天都取新牛奶用火加温饮之，每次饮一杯，一昼夜饮5~7次，别的食物一概不用，逐渐加量到每天8~9次。这样，半个月以后，病人的大便就不干燥了，有1个多月的时间，病基本上好了，仅仅有时口中发干，这是酒毒未解，令其在口干时饮以少量的甘蔗汁。

从这个病案来看，朱彦修认为，病人由于工作劳心，又嗜酒，耗伤胃肠津液，以致大便干燥，因大便干燥又使食物难下大肠，才出现噎膈病。所以只用牛奶润胃肠，使大便通畅之后，饮食也就正常了。

这个医案也说明了这样一些问题：一是治反胃证的大便燥结，单靠草根树皮不行，牛奶是动物药品，最能治胃肠枯燥，而且要持之以恒，较长期的服用；二是避免过度的脑力劳动，避免燥烈辛辣的饮食，以保持胃肠的津液。因此，苦寒泻下药、辛燥止呕药，都不利于胃肠津液，都必须禁用。

胃反这一病名，有时很近似西医学所讲的胃下垂。《普济方》治胃反呕吐，用刺猬（古也写作"蝟"）皮焙焦，研末，酒服，或者加入调味品浸渍后烧熟了吃。《叶氏摘玄方》治大肠脱肛，用刺猬皮（焙）500g，磁石（煅）15g，桂心15g，共研细末，每服6g，米汤送下。《普济方》用刺猬皮治胃反呕吐，也应当是治胃下垂所出现的呕吐。记得曾有一个老药工，传一治胃下垂的秘方：刺猬皮，剪成小块，另将白矾入铁勺加热溶化，俟矾见热发泡，看似将沸的时候，把刺猬皮倾入矾中炸酥，成老黄色，再急倾入铁筛中，使矾从筛孔中漏下，净剩刺猬皮，取出研成细末，每服9g，米汤送服。

由于刺猬皮能治胃反吐食，所以寇宗奭在他所著的《本草衍义》中说："刺蝟皮能治胃反。""蝟"这个字，一旁是"虫"，一旁是"胃"，很有道理。

五、噎膈

噎膈，是食难下咽的意思，它和胃反在病理方面有时相同，如炎症、炎症分泌物以及食管狭窄等，但病变部位有差别。反胃的病变部位多在下部幽门或十二指肠，而噎膈多在食管或胃上口——贲门。所以反胃是食入一段时间后，又复吐出，如朝食暮吐、暮食朝吐，而噎膈是食不得入，或食入之后又即时吐出。

由于噎膈和反胃的病理有时相同，所以治疗方药有时可以互用。周慎斋把噎膈分为痰膈、血膈、气膈等，就是根据炎症渗出物有的是痰，有的是血，而痰血又能阻碍气机升降的缘故。

徐灵胎曾说："膈乃胃脘干枯之症，百无一生。"陈修园也说过："膈证既成，只不过尽人事而已。"徐、陈两人之所以说膈证绝对不能治，这是指现代的恶性肿瘤说的。恶性肿瘤的情况下出现的噎膈，在目前来说，确实仍无办法，但是有不少噎膈病人，之所以食难下咽，并不一定在于肿瘤本身，而往往是受阻于肿瘤的大量分泌物。辨证用药，虽然不能消除肿瘤，但是消除这些分泌物、改善症状是可能的。

下面列举一些治噎膈的简效方。用这些小方消除炎症渗出物，消除癌瘤的分泌物，或消除由癌瘤阻碍所引起的瘀滞物，使食管暂时畅通，也是有益的。

（1）《中医验方汇选》载：威灵仙30g，水煎，3剂，每煎分2次服，4小时服1次，一日服完，连服7天，停药1天。全疗程为1个月。已治愈7人。

（2）《千金方》载：常吃干粳米饭。

（3）《世医得效方》载：治翻胃，惟食干饭饼饵，尽去羹饮水浆，药亦用丸，自不反动，调理旬日，奇效。有人三世死于胃翻，至孙收效于此方。

（4）炭末，罗细，丸如弹子大，含少许，细细咽津即下。

（5）一病人，年过五旬，患噎膈，在济南某医院X线拍片，诊断为食管贲门癌，表示无治法。余处方，用月石 9g，柿霜 30g，共研细末，每服 3g，少与温开水送服。服后大吐涎沫，满口不断，进食即觉通畅。（以后未再追访）

（6）常庄公社一噎膈病人，多方治疗不愈，后因不断饮大量浓茶，自愈。

（7）《证治准绳》载："得药不反，切不可与粥饭及诸饮食，每日用人参 15g，陈皮 6g，做汤细啜，以保胃气。"

从以上诸方可以体会到，噎膈是由于痰的阻碍。但痰有浓稠、清稀、黏、滑的不同，所以用方也不一样。

除以上诸治湿痰方以外，还有治血方。据文献记载，有的噎膈病人，饮生鹅血后，呕出大量瘀血而愈。这应当是食管内血肿，《医学衷中参西录》引杨素园的话说："此证与失血异证同源，血之来也暴，将胃壁之膜冲开，则为吐血；其来也缓，不能冲开胃膜，遂瘀于上脘之处，致食管狭窄，即成噎膈。"至于为什么血会郁滞在胃膜之下，常见的原因是：用力过猛，或卒经撞打。

古人称噎膈为神思间病。神思间病，就是思想不解放、有顾虑、不痛快的意思。因此，劝导病人放下思想包袱，也是非常重要的。用些开郁理气的药，也常取得很好的效果。下列诸方，有利无弊。

和中畅卫汤（《易氏医案》）：炒香附 2.4g，苍术 2.4g，贝母 2.4g，连翘（去心）1.5g，川芎 1.8g，炒神曲 3g，沙参 3g，桔梗 1.2g，南木香 0.15g。大剂煎，徐徐呷之。

启膈散（《医说》方）：沙参、丹参、茯苓、川贝母、杵头糠、郁金、砂仁、荷叶蒂，共捣粗末，清水煎服。

以上两方，药量不要过大，过大反影响疗效。

徐灵胎批《临证指南医案·反胃门》云："果系膈证，百无一生，不必言治。"又说，"此证年过五十者不治。"这是指恶性肿瘤所形成的噎膈证。但是临床所见，肿瘤的发病率，老年人确实比青壮年多些，但是青壮年也不是绝对没有，老年人的噎膈，也并非全是恶性肿瘤。因此，我们对于噎膈病的诊断，有必要借助于西医学，但在治疗方面，既不要掉以轻心，也不要被个别的西医诊断所吓倒。因为有不少被西医诊断为癌瘤而宣判死刑的病人，却运用民间流传的单方、小方治愈，或症状得到改善。

第二章　胃脘局部症状的治法

一、嘈杂

"嘈杂"这个词本来是众声喧闹的意思。它用在医学上，也是形容胃中像发酵一般，懊憹不宁，有难以说明的感觉。有的还兼有嗳气、恶心或痞硬、胀满等症状。但是这些症状，只要和嘈杂一症一起存在，就应以治疗嘈杂为主，适当地加入一些照顾兼症的药物。只有在不兼嘈杂的情况下，嗳气、恶心、痞满等才另有专治。

（一）痰饮嘈杂

嘈杂是怎样形成的呢？是由于平素饮食没有规律，黏、滑、腥、冷杂进，伤了脾胃的冲和之气，不能正常消化吸收，日积月累，变成痰饮，留滞在胃脘而形成的。

嘈杂既然是稠痰浊饮留滞在胃脘之中，所以调和胃气、消除痰饮，就是治疗嘈杂的首要方法。又因为黏腻油腥等物，不但容易酿成浊痰，也容易郁而化热，所以在治痰方中，有时还要加上一些清热泻火药，以保持胃的冲和之气。此外还有一个重要问题，就是要健胃。因为胃本身是消化器官，如果人有一个健康的胃，对于饮食物能消化、能吸收，本来是不会形成痰饮的，既然形成了痰饮，就已经提示病人的胃并不太健康，尤其在病程太久，影响进食，或荤腥杂进的情况下，胃就更不能发挥正常的作用。因此，治疗嘈杂，除了消痰、清火外，健胃也是一个重要环节。即使经过治疗，嘈杂症状已经消失了之后，在一定的时期内对于饮食也要清淡一些，使胃得以休息将养，以巩固疗效，防止复发。

下面就列举几个这些方面的方剂，以备试用。

（1）生姜半夏汤（《金匮要略》方）：半夏60g，生姜汁1杯。

用水3杯，煮半夏，至水剩2杯时，去半夏，入生姜汁，再煮至一杯半，离火使温，每6小时服1次，分4次服完。

本方就是小半夏汤去生姜，改用生姜汁。这也是中医学治嘈杂的第一首方剂。生姜汁比生姜更能和胃，少服频服，以散胃中的痰浊。

（2）加味小陷胸汤（《证治大还》方）：黄连9g，半夏6g，瓜蒌半个，枳实3g，栀子3g。水煎服。

本方能消痰、清热，又有枳实消痞，适用于痰火嘈杂兼觉痞胀的病人。

（3）加味三黄丸（《万病回春》方）：苍术60g，醋炒香附60g，姜炒黄连18g，酒炒黄芩60g，童便炒黄柏45g。研末打糊为丸，绿豆大，每服七八十丸，卧时清茶送下。

本方有苍术燥湿、三黄清热，适用于湿热痰火，嘈杂泛酸。

（4）三圣丸（《医统》方）：白术120g，炒黄连15g，橘红30g。共研细末，做丸服。

本方用黄连清热、橘红调气、白术促进胃的吸收功能，适用于嘈杂兼泛酸的病人。做丸常服，既能消除症状，又可巩固疗效。

把上列各方的药物综合起来分析一下，苍术、白术都是健胃药，黄芩、黄连、栀子、黄柏都是清热药，橘红、瓜蒌、枳实、半夏、香附、姜汁都是调气祛痰药。掌握了这些药物，再根据病情，加以筛选配伍，痰多的多用理气祛痰药，热重的酌加清热泻火药，胃太弱或久病体弱的，配入健胃药。这样，对于治疗嘈杂，一般是没有困难的。

（二）血嘈（阴虚嘈杂）

嘈杂除了上述属于痰火者外，还有一种名叫血嘈，它是血少嘈杂，和一般的嘈杂治法不同，要特别提出来讨论一下。

一般嘈杂是不分昼夜的，而血嘈却是白天不嘈，每到半夜才嘈起来，往往把人嘈醒，常兼有心慌心跳。因为夜间属阴，所以血嘈实际是胃阴虚形成的嘈杂。"血少"也就是阴虚的意思，不要与西医学所说的贫血当成一回事。

阴虚是津液亏少又有内热的现象。胃病出现阴虚，往往是胃本身有炎症，病人感觉不舒服，经常服用消痰、泻下、消导等药，就会胃热未消，胃阴先亏，形成血嘈。因为胃里的痰浊，也是阴液所化，如果频频给予克伐药、消导药，专门除痰而不注意保护胃阴，消痰就成了变相的消烁胃阴，所以就造成了血嘈。另外，如病人曾患过别的热邪伤阴的疾病，或是久病耗伤胃津（如长期呕吐），也能致成血嘈。

血少嘈杂和一般嘈杂，可以根据下列情况做出鉴别：①必是胃阴受到耗伤而促成的。因此，多出现于久患呕吐或者屡用消食化痰药之后，或其他热性病伤及胃阴之后。②所谓血少，实质是局部胃阴虚，夜间属阴，所以往往在夜间嘈醒。③吃猪血可以缓解。

血嘈既然是胃阴虚，所以治疗时就应当以补血养阴药为主，尤其是生地黄、熟地黄、白芍、麦冬等养阴药，本身就具有退内热的作用，治疗时更为常用之药。如果还需要加入清热、消痰、健胃药的话，如栀子、黄连、半夏、白术、茯苓等药，也要少于补血养阴药，因为这些药大都有苦寒伤津的缺点，和补血养阴药是相矛盾的。

现列举几首治血嘈的方剂如下，以便临床选用。

（1）当归补血汤（《万病回春》方）：当归、白芍、生地黄、熟地黄各9g，人参1.5g，白术、茯苓各2.4g，甘草0.6g，麦冬、栀子仁、陈皮各2.4g，朱砂（研冲）0.6g，乌梅1个，炒粳米100粒。

本方治血少而嘈，就是八珍汤去川芎加麦冬、乌梅、生地黄、栀子、陈皮、朱砂。要注意方中四物汤的用量大于四君子汤三倍有余，又加麦冬、乌梅、生地黄，说明本方是以养血生津为主。不兼见心慌心跳的，朱砂可以不用。

（2）养血四物汤（《寿世保元》方）：当归9g，川芎4.5g，白芍（炒）6g，熟地黄（姜汁炒）12g，人参6g，白术4.5g，茯苓6g，半夏（姜汁炒）6g，黄连（姜汁炒）2g，栀子9g，甘草2.5g，生姜2片。水煎服。

治血虚嘈杂，兼有火的。

二、泛酸

胃中痰火而有酸味上泛的，叫作泛酸。古人把酸水上冲咽喉，还没有来得及吐出，又复咽下，好像咽了一口米醋似的，叫作吞酸；酸水直从口中吐出的，叫作吐酸。其实吞酸吐酸，都是胃酸过多，所以这里把二者合称为泛酸。

《内经》曾讲："诸呕吐酸，皆属于火。"但是临床证明，来不及吐又复咽下，酸味刺心的，确实是属于火。朱丹溪认为肝属木，其味酸，称之为肝火燥盛。至于吐酸，也多属于火，但有些病人大吐无声，连食吐出，并且面黄肌瘦，肢体倦懒，大便溏薄，则不是火而是寒。所以治疗泛酸，有适合于用寒凉药的，也有适合于用温热药的，应当根据不同的情况，采取不同的方剂。

（1）左金丸（朱丹溪方）：治肝火燥盛，吞酸吐酸。黄连，吴茱萸（盐水泡）。上药用量，以6∶1的比例配合起来，研成细末，水泛为丸，或以米粥调和做丸亦可。每服9g，温水送服。

泛酸多是慢性胃病的反应，服药暂时有效，也不等于痊愈，必须坚持服药到一定时期，才有治愈的希望。因此，左金丸也以少量久服为最好。据余经验，每次只服3g，每日服2~3次，连续服用，不可停顿，一般服至30~60g，就有显效，即使是较重的病人，一般也不会超过120g，疗效巩固可靠。此方最好是丸服，不要煎服。丸服可以使药持续作用于胃肠，使胃肠壁黏膜早日恢复正常。若服煎剂，短期服用不能巩固疗效，长期服用，又给病人增加麻烦，而且药物的浪费太大，疗效亦差。

（2）茱连丸（《寿世保元》方）：苍术、陈皮、半夏、茯苓、黄连、吴茱萸各30g蒸饼做丸，绿豆大，每服30~50丸，白滚汤送下。

此方的作用和左金丸基本相同，只是比左金丸多了二陈汤和苍术，去痰湿的力量大些。又因黄连的比重，本方比左金丸少，所以适合于郁热不太重，或者服左金丸后感觉胃中发凉的病人。

（3）吴茱萸丸（《寿世保元》方）：苍术30g，吴茱萸15g，肉桂15g，陈皮15g，炒麦芽15g，炒神曲15g，为末，粥和为丸，梧桐子大。每服60丸，米汤水送下。

本方除用苍术燥湿外，又用吴茱萸、肉桂等热药，助火以暖胃。陈皮、麦芽、神曲消食行气，所以适用于泛酸症之兼有饮食减少、大便稀薄、手足发凉等胃气虚寒的病人。

吴茱萸丸治疗胃寒泛酸，这只是一个启发性的例子，临床不一定拘守此方，只要在制酸药中加些温热药就能有效。比如理中汤加黄连就是。因为方中有干姜温胃，人参、白术、炙甘草补胃，黄连祛湿热制酸。

（4）广济槟榔散（《外台秘要》方）：槟榔 16g，人参 6g，茯苓 8g，橘皮 8g，荜茇 6g。共捣为散。早晨空腹时用生姜汁和药 3~4g，温水送下。

本方的作用和前方相同，只是槟榔泻痰水的力量和人参补胃气的力量，都比前方大。

除了上述各方外，还有一些制酸药的小方单方，可以选择配合使用：①煅瓦楞、煅牡蛎、乌贼骨，具有制酸的作用，可以单味服，也可以加入其他煎剂中服用。②生嚼核桃仁、花生仁，煮食萝卜片等，有助于缓解胃酸。

三、痞硬

正常人在饮食物已经消化之后，胃脘部触摸按压，一般是柔软的。如果按之觉得发板、发硬，病人或者有似闷似痛的感觉，这叫作胃脘痞硬。胃脘出现痞硬，不但其硬度有似硬、较硬的差别，就是摸到的形状，也不一样，有的是弥漫性痞硬，没有明显的边缘，有的则边缘清楚，像一只瓷盘嵌在那里一样，不但能摸到，甚至可以用手指沿边压下，好像可以掀起似的。胃脘痞硬，实质是胃壁或胃周围有炎症的反应。从中医的角度来分类，有水饮、湿热、胃虚、胃寒之分，在慢性胃病中，以水饮和湿热所占的比例为最大。现将胃脘部各种痞硬的特点和治法介绍如下。

（一）水饮结聚的痞硬

水饮致成的痞硬，实质是胃壁或兼胃周围水肿，多出现于慢性胃炎的病人，常舌质胖大，口干多饮，饮不解渴，并且小便量大都比正常人为少，有的舌上能出现白砂苔——像一层白色砂粒满铺舌上那样的舌苔。

枳术汤（《金匮要略》方）：治水饮结聚的心下坚大如盘，边如旋盘。枳实、白术各15g。水煎服。

本方散水消痞，药简效速，被称为健脾导滞的基本方。金·张元素将本方白术用量加倍于枳实，做成丸剂，名枳术丸，治疗胃虚有湿、食不消化、气壅痰聚、胃脘痞闷等症。李东垣又将枳术丸加味，制成枳实消痞丸，治胃脘痞闷胀饱、嗳气厌食、大便不调等症，功能开胃进食，是有名的效方。

枳实消痞丸方：枳实、黄连各15g，白术、人参、半夏曲各9g，厚朴12g，干姜、炙甘草、白茯苓、麦芽各6g。共研为细末，汤浸蒸饼和丸，梧桐子大，每服50~70丸，不拘时，白汤送下。

（二）湿热结聚的痞硬

湿热痞硬，必舌苔黄厚，食欲不振，或兼呕吐，或兼肠鸣腹泻。治疗时以干姜配黄连为主药。干姜味辛、能散，黄连味苦、能降，这叫作辛开苦降。半夏泻心汤，就是以干姜、黄连为主药治湿热痞硬的一张名方。

半夏泻心汤（《伤寒论》方）：治心下痞硬及呕而肠鸣腹泻。半夏10g，党参、黄芩、干姜各9g，炙甘草6g，黄连3g，大枣4枚。水煎服。

（三）胃虚痞硬

这样的痞硬，有由久病胃虚出现的，有经过多次服泻下药或破气药、消导药所致成的。这是真虚假实证，它比上述两种痞硬按之更硬，或者按之则痛，服破气消导药，痞硬不但不消散，反而更会加重。应在相应的方药中，重加人参为主，才能使腹软痞消。

（四）胃寒痞硬

这是胃阳虚衰、寒凝气滞所形成的痞硬，常伴有腹泻鸭溏、脉迟肢冷、舌淡苔滑等虚寒症状，治疗时忌用寒凉药，当重用干姜，以理中汤为最好。

理中汤方：干姜 9g，人参 9g，炒白术 9g，炙甘草 6g。水煎服。

最后附带说明一个问题：上述治痞硬的方中，用白术的不少，有用以散水行湿的，有用以健补脾胃的。用以散水的，必须生用；用以健补脾胃的，则要炒用。

四、胀满

胀满和痞硬不一样。痞硬在触诊时有板硬、紧张的感觉，只局限在胃脘部。而胀满则是撑胀不堪，轻的也可能只局限在胃部，而重的则能全腹膨胀，腹皮绷急。

由肠胃本身不健康所出现的胀满，都是肠胃充气。肠胃之所以充气，则是胃内或肠腔内的食物没有完全消化好，而且向消化道下端的传送力减弱，甚至停止，使胃肠内积存过量的气体或液体而膨胀。

胃肠内的食物为什么会消化不良？又为什么传送力减弱或停止？这有多种原因。有由于饮食物太多，超过胃肠正常的负担能力；有由于肠道内有陈旧的粪便等物留滞，挡住新进饮食物的去路，都能使肠胃内容物太多，并产生气体而形成膨胀。另外是胃肠自身有病，如肠热、肠寒或胃肠虚弱等，这使胃肠的蠕动功能麻痹或减弱，因而食物积存，出现胀满。总而言之，胀满的病理是虚实寒热都有，因而治疗的方法，也有温凉补泻的不同。

（一）实胀

进食过多，致使消化不良而形成的胀满，必不断地嗳出伤食的气味，或兼呕吐和腹泻。这当用神曲、麦芽、山楂、莱菔子等消食药为主，或者再加点枳实、枳壳等行气药，消去积食，胀满就会消失。如果是大便秘结致使食物停留的胀满，就当以大黄、芒硝等通利大便药为主，再酌加枳实、枳壳、厚朴、木香等，使肠道通畅，随着粪便的排泄，饮食物下行，就可不胀。以上这两种胀满，都属于实证，是最容易治愈的。

（二）寒胀

由肠胃虚寒而出现的胀满，必大便溏薄，四肢不温，舌淡不渴，喜热怕凉。这是胃肠功能衰减所致成的腹胀，称为"寒胀"。当用热性药振奋胃肠功能，中医术语叫作"温中祛寒"。温中祛寒的特效药是干姜。以干姜为主，再配上一点炙甘草，叫作甘草干姜汤，主要用以振奋肠胃功能。甘草干姜汤再加入一味炮附子，就叫四逆汤；若加入人参、白术，就叫理中汤，都是治寒胀的常用方。也可以在这些方中加入小量的辛温行气药，如砂仁、草豆蔻、木香等，效果会更好。

（三）热胀

热胀是肠胃有热。热胀夹湿的最多，常见大便酸臭，黏溏不爽，舌苔黄腻，小便黄浊。这样的胀满，必须清热、燥湿，再加行气药。黄连配枳实，就能起到这样的作用。下面介绍治湿热胀满的两个常用的有效方。

（1）枳实导滞丸（东垣方）：治脾胃湿热，胸闷腹痛，胀满泄泻。枳实15g，白术、黄芩、黄连各9g，泽泻6g、炒神曲15g、煨大黄30g，共研细末，为丸，如梧桐子大，每服9g，空心热水送服。

（2）中满分消丸（东垣方）：治腹满热胀，二便不利。厚朴30g，黄芩、半夏、黄连、枳壳各15g，泽泻9g，干姜、茯苓各6g，白术、猪苓、人参、炙甘草各3g，共研细末，蜜丸如梧桐子大，每服100丸，食前温开水送下。

热胀也有不兼湿的，大便不黏不溏，脉必洪大有力，口干喜凉，当重用石膏泻胃火。清代名医李延昰，曾治过一个福建人，名周东志。此人形体较瘦，却食量很大，忽然得了胀满病。一般医生都怀疑他饮食过量，给予槟榔、枳壳、山楂、麦芽、神曲、厚朴等消食行气药，越吃越重。后来经李延昰诊治，右手脉特别洪滑，知是胃火，改用石膏、黄连、栀子、木香、陈皮、酒蒸大黄等清热泻火药，只服了两剂就完全好了。

（四）虚胀

除了前面讲的实胀、寒胀、热胀、湿热胀等以外，还有一种胀满是在胃肠功能极衰弱的情况下出现的，这叫虚胀。虚胀的腹部外形，也能像实证那样，膨脬胀大，兼之病人又都迫切要求宽胀，所以医生往往习惯用消食破气诸药，而不敢大温大补，以致越治越胀。怎样认识肠胃虚弱与胀满的关系呢？可以这样来体会：停食的胃胀，虽然属于过食的实证，但胃肠消化力很强的人，就比较少见。而虚胀的病人在病情严重时，哪怕只多吃了一口食物，也会胀满不堪、辗转不安，甚至想办法吐出才好，因而常常形成畏食。只这一点，就要从胃肠功能衰弱上去考虑，而少去考虑消食、宽胀。

虚胀的病机既然是肠胃虚弱，治疗时就应当用温补药，而禁用消食宽胀药。因为消食宽胀药，只有在胃肠消化功能还不算太虚弱的情况下，才能发挥消化饮食的作用，如果胃肠虚弱的程度已很重，那只能先健补脾胃，不能奢想撇开胃肠的作用，只靠一包神曲、麦芽就能把所进的食物消化掉。相反，在胃肠功能极为衰弱的情况下，这些药非但不能消食，而且还能消耗胃气。有这样一些例子，最能说明问题：有不少食后容易胀饱的人，初次给予一些消食行气药，效果很好。后来再胀再消导，效果就差些。如果把这些消食行气药再不断地继续下去，胀满反而会继续加重。这就是消导药能消耗胃气的证明。胃气被消耗了，对于消食反而更为不利，这在医学上叫作"虚虚"。

促成虚胀的原因有两种：一是疾病本身的发展，如久吐久泻，胃肠功能逐渐衰减而形成的。但是这样的虚胀，一般地说，还不至于达到丝毫不能进食和腹胀难忍的严重程度。临床的虚胀重症，往往是因长期服用消食药或破气药，伤败了胃肠功能，改变了胃肠的冲和之气所致成。

服药伤残胃气，能使脉象出现两个极端：一是极细极弱，虚不任按。这是久服神曲、麦芽等消食药，使胃气逐渐消耗到极严重的时候出现的。这种脉象容易诊断。另一种脉象是弦大鼓指，即脉管又硬又粗。这是服了过量的破气宽胀药，如枳实、厚朴等，胃气受了破气药的冲击，发生了反作用。这种脉象，按之有力，容易给人造成假象。但是按之绷紧，一点柔和之气也没有，这叫"脉无胃气"，是诊断胃气受创的重要依据。

弦大鼓指是真虚假实的脉象，如果没有丰富的临床经验，可能难于掌握，但是可以根据下列特点，得出正确的结论：①消食药、行气药丝毫不能解决问题；②病情进展缓慢，不是暴胀（腹暴胀大，多属于热）；③服药后胀满似乎略有轻松，但一会又和从前一样，甚或加重；④久不进食，而脉反弦大；⑤进一口食也胀满难忍；⑥胀减时，腹软无物。

弦大鼓指，毫不柔和，既然是脉无胃气，治疗时就当温补脾胃。或少佐养肝之品，绝对禁用行气消导药。

下面两例医案，是上述两种情况的说明：

例1　吕某，年4旬余，患腹胀，已治疗半年，越治越胀，因求余诊治。病人骨瘦如柴，腹胀如鼓，腹皮薄、绷紧，叩之有鼓音。自称每进一口食，就胀满难忍，必须想办法吐尽才好。不进食就差些，因此形成畏食。出示厚厚一叠中药处方，五六十张，都是些消导药，如神曲、山楂、槟榔、谷芽、麦芽、五谷虫、广木香等。按其脉象，细弱无力，舌淡苔薄，舌体瘦瘪。因为服过那么多消食药无效，故改用大补之方，给予圣术煎（张景岳方）原方。

白术（微炒）30g，陈皮3g，干姜（微炒）6g，上肉桂3g，水煎服，2剂。

给予上方时，原是试服，想若有效再继续服用。未想到只服了这两剂药，便症状消失，再也未用任何其他药，竟使半年之久的重病，恢复了健康。这一意外的效果，引起了我的深思，这病人的胀满原来不是什么可怕的重病，只是服消导药太多所造成的。所以重用白术之补，又少加干姜、肉桂鼓舞胃气，陈皮行滞气，以补为消，就取得显效。也可以说，过去是消导药中毒，而现在是纠正了药误的缘故。

例2 刘某，男，中年，历城人。病人曾因生气，逐渐食欲不振，不能进食，尤其不能进硬食。略进稍硬食物，就似痛非痛，满闷发胀，嗳气不止。胃脘部按之能出现较浅的指印陷窝。小便略有不通畅的感觉。曾不断地服中药达半年之久，全是些破气消胀的药物，但毫无效果。病人自己怀疑是胃癌，甚为忧虑，于1963年3月17日求余诊治。

按其脉象，沉而稍数，涩而不流利，舌质淡。给予温补脾胃之药，少加疏肝理气之品。处方：

茯苓9g，炒白术9g，炙甘草3g，大枣2枚，花椒6g，吴茱萸6g，炮姜3g，刺蒺藜9g，木瓜9g，佛手片9g，生麦芽6g，水煎服。

本方共服12剂，未服任何其他药物，基本痊愈。

上方中的木瓜很重要。因为木瓜不但能养肝和胃，而且在久服破气药的情况下，病人气散不收，胀满更重，木瓜有"酸以收之"的作用。

上面讲的这些胀满，都发生于胃肠疾病。但是胀满这一症状，除了胃肠病以外，还有许多其他原因，如腹水、肿瘤等，都能形成胀满。就是胃肠病本身，也有一些不容易治愈的，如幽门狭窄、十二指肠变形等。因此，在某些情况下，还需要西医学配合。

第三章　食欲改变的治法

食欲改变，包括食欲不振、食欲亢进和嗜好习性的改变。之所以叫作"改变"，是和正常情况、以往情况对比起来有所不同而言。因此，凡平素食量的大小和嗜欲的秉性差别，不作为病理标准。

一、食欲不振

食欲不振是什么东西也不想吃，吃什么也不香，常不觉饥饿，勉强吃些，也吃不多。这可能是肠胃本身的疾病，也可能是其他疾病影响到肠胃所出现的兼症（如发高热、痢疾等所致）。如果是其他疾病引起的食欲不振，那就要治疗其主病（或适当地照顾一下肠胃），主病好了，食欲也就恢复正常了。如查不出其他原因，就应以增进食欲为主要治疗目标。

食欲不振的病理各不相同，有些医生，一听病人诉说食欲不振，就想到山楂、神曲、麦芽等消导药。其实治疗食欲不振，并不是那样简单，消导药只适合于伤食以后的食欲不振。现将各种增进食欲的治法、方药及其适应证，列举如下，以备选用。

（一）消导

这是临床最常用的一种治疗方法。"消"，是消除；"导"，是疏导。就是把胃内过多的食物疏导开、消化掉的意思。本法适用于饮食过多，或饱食以后不注意休息，反伏案工作，致使食停胃中，出现脘腹膨满胀饱，不断地嗳出腐败难闻的伤食气味，见到食物就感到厌烦等症状。可对症选药：伤于肉食者，用山楂；伤于面食或豆类食品者，用莱菔煮服最好，神曲、谷芽、麦芽也很有效；伤于蛋类者，用陈皮煎服；伤酒，用葛根或枳椇子煎服。总而言之，一物一治，可单味用，也可几味合起来用，如神曲、山楂、麦芽同用，几乎可治疗一切伤食病。此外，民间简方，常用所伤的食物，用火焙成炭，研末服用。譬如伤了米饭，就用米饭在炭火上焙焦；伤了面饭，就用馒头焙焦，研细以后，用温开水和服，或搅在稀粥里服下，对于伤食轻症，也很有效。

消导法的主要目的，是消去胃里的陈旧食物，而不是像健脾药那样加强胃的消化功能。因此，与健脾药对比来说，消导法是消极的治法，而健脾法才是积极的治法。譬如说脾胃消化力弱，最容易伤食，而停食之后，又必影响消化力，因此，健脾有利于消食，消食又有利于健脾，所以有些伤食的人，需要在消导药中酌加一些健脾药。尤其是对经常伤食的病人，更要这样。清代名医尤在泾曾有这样一段话："饮食物停滞在胃脘，虽然可以用消导药治疗，但是要使这些药物发挥消导作用，还必须依靠胃气运行药力。"所以对于经常吃消导药而仍伤食的人，我就在这些消食药方中，加入人参9g，效果非常好。

凡用消食药开胃进食，一般是一剂当见效，如果服二三剂后，食欲仍不增进，就应当考虑以下治疗方法。

（二）健脾

饮食物进入胃中，全靠脾来运化，如果脾气虚弱，不能运化，就会见食即饱，所以治疗食欲不振，有时要用健脾药。健脾主药是人参、白术、山药、白扁豆、莲子肉等。也可在这些健脾药中，加入少量的消导药，如神曲、麦芽等，更有利于健脾。常用的方剂有：

（1）异功散（钱氏方）：治脾胃虚弱，饮食少思。人参，白术，茯苓，炙甘草，陈皮，上药各3g，加生姜、大枣，水煎服。

（2）参苓白术散（《局方》）：治脾胃虚，饮食不进。本方即异功散加山药、莲子肉、白扁豆、薏苡仁、桔梗、砂仁，研为散，米汤或枣汤送服，亦可煎服。

（3）资生丸（缪仲淳方）：健脾、开胃、消食。即参苓白术散再加山楂、神曲、黄连、白蔻仁、泽泻、藿香、炒麦芽、芡实。共研细末，炼蜜为丸，每丸6g，每次服1丸，淡姜汤送下。

（三）补火

健脾虽然是增强消化的主要方法，但是临床证明，只健脾有时效果并不理想，若加入温补下焦的药物，才能起到健脾的作用。因此，增强脾胃消化力的办法，除了健脾之外，还有"补火"一法。

补火，是指用热性药温补命门。"命门"是什么呢？从其性质来说，是下焦属火的器官，有温养脾胃的功能。所以当食欲不振，又有下焦虚寒的症状时，如大便溏泻、四肢常冷，则采取温补命门火这一方法，对于增进食欲，能起重要的作用。

《普济本事方》有这样一段记载：有人全不进食，曾服过不少补脾药，都不见效，后来授给二神丸（补骨脂、肉豆蔻两味补命门药组成），服后很快就好了。又记载有个黄鲁直老先生，尝把菟丝子用水淘洗干净，用酒浸了以后，晒干，每天抄取几茶匙，用酒送服，10天以后，食量比以前增进不少。

补骨脂、肉豆蔻均属下焦温热药。菟丝子味苦性平，虽然不热，但也是入下焦肝肾的强壮药。可见温补下焦，对于健补脾胃，也很重要，这在中医术语中叫作"补火以生土"。但是入命门的补火药，都有燥大便的作用，因此，凡大便秘结的病人，多不属于命门火衰的类型，也不宜用补骨脂、肉豆蔻等药。

（四）养肝

肝在五行中属木，木味酸，能克脾土，所以肝气太旺和肝火炽盛的人，会出现胸胁满闷，或胃中泛酸，影响进食。但是反过来，肝气不足，也会影响食欲，这叫木不疏土，当以养肝为治。消谷丸效果最好。

消谷丸方（《沈氏尊生书》方）：麦芽90g，神曲180g，干姜（炮），乌梅（炒）各120g。上药研细末，炼蜜做丸，如梧桐子大，每次服五十丸，黄酒或米汤水送服，每日3次。不作丸，用水煎服，效果也一样。

二、消谷善饥

消谷善饥，也叫食欲亢进，它和食欲不振相反，是食量大增，甚至食不知饱。食欲亢进可见于不少疾病，如糖尿病、甲状腺功能亢进等，这些都属于中医学三消病的范围。这里只讲由胃肠病所引起的消谷善饥。

消谷善饥是指饭后不久，又觉饿得不好受。有的病人，甚至口袋里装着食物，走到那里，吃到哪里，一两个小时不吃，就饥饿难忍。这样的病人，不少是胃中有痰火，实际是嘈杂的另一种类型。《资生经》有这样一段记载：有一病人，放下饭碗就觉得饿，再吃，一会儿又饿。用生姜捣碎，取汁二碗，一次服下，病就好了。服生姜汁，实际也是治嘈杂的方法，如前面治嘈杂的生姜半夏汤，方中也用生姜汁，只是这里的用量，比前方的用量大得多。

下面介绍一个食欲亢进的病例，很能启发思路。

济南铁路局公安处干部，女性，32岁。患食欲亢进症。曾经铁路医院诊断为神经衰弱、肝炎、内分泌失调、胃神经官能症等，治疗无效，转请周凤梧老中医治疗。

病人多食多便，随食随饥，每天进食十多次，总量达三斤半左右。每次进食后，腹中必隐隐作痛，里急下坠，每天大便十多次，但量很少，且往往在大便时晕倒，一会儿又苏醒过来。因此，每次去厕所都要有人扶持。形体肥胖，腹大如鼓，体重大增。但面色晦暗，心慌，睡眠不好，胸腹胀闷，气短，右胁疼痛，头晕眼花，多卧少坐，全身无力。脉象是右滑左沉涩，苔黄厚，干燥少津。这些症状之中，最突出的是多食多便。

周老大夫诊视后，给予三一承气汤（厚朴、枳实、大黄、芒硝、甘草），大便次数逐日减少。最后泻下一块状物，长近一尺，颜色黑褐如酱色，腹内顿觉舒适，多食一证也有好转，但仍不彻底。以后曾迭次用过叶氏养胃汤、四逆散、五皮饮、归脾汤等，随症加减。前后共服三一承气汤42剂，叶氏养胃汤10剂，五苓散、五皮饮加味12剂，归脾汤20剂，共84剂，历时6个月，才基本痊愈，恢复工作。（见《山东中医学院学报》1977年第3期）

根据这一病案的病情和治疗经过，不问可知此病是长久食用肥鲜油腻等品太多，又缺乏适当的活动，以致肠胃之中形成瘀滞。兼之病人言虚，医生又不断地给予滋腻蛮补等药物，致使肠中瘀滞更不能传导，才形成了这样真实假虚的现象。大量的三一承气汤，起到了"去宛陈莝"的作用，所以疾病才有了转机。

三、味觉与嗜味习性的改变

人们对于味的嗜好，大同之中有小异，因此，不能把个别人的不同嗜好，一概看作病态。如果在某一时期，其嗜好与平素对比有显著的改变，这就可能是病态。

嗜味习性的改变，说明脏气有变化。譬如妇女在怀孕期间，喜欢吃酸物，就是证明。有肠寄生虫的儿童，常喜欢吃土块、火炭，甚至有一些奇怪的嗜好。曾见到一个儿童，喜欢吃橡胶，家长制止也不行，给他买了一双新鞋，他趁家长不在时把鞋的橡胶底也吃了。又如过去医书记载：有误吃头发形成瘕块的病人，喜欢喝大量的豆油，一时不喝，就像要闹病一样。李时珍曾记载；有一妇女，喜欢吃河中的污泥，每天必须吃上几碗，后以墙壁上的陈土，用水调和喝下才好了。为什么有这样一些不同的嗜好？西医学还没有解决这一问题。中医有的可以用脏气虚来解释，譬如喜欢吃土块，是脾气虚，喜欢吃大葱或其他辣物，是肺气虚。但像吃橡胶和喝豆油等，仍然解释不了。

对于五味的嗜好，可因病有所改变，对于味觉也同样可能改变。譬如胃肠道有热的人，口里常觉发苦，处方中可加入黄连；脾胃有湿的人，常觉口里发甜，处方中可加入佩兰叶。除此以外，味觉的变化，也常是诊断其他脏腑病症的依据。如《罗氏会约医镜》记载："口苦是肝胆热，涩是风热，辛是燥热，咸是脾湿兼肾虚"等，这不在胃肠病治疗范围之内，所以从略。

第四章　胃脘痛的治法

　　胃脘痛，也简称胃痛。有的仅仅痛在胃脘部位，有的则连及两胁；有的喜按，有的拒按；有的感觉烧灼热痛，有的则拘挛或胀痛；有的痛在食前，有的痛在食后；有的常年作痛，有的按季节发作；有的因饮食不调引起，有的因情绪不好，或过饥、过劳促使发作。或轻或重，虽然表现不一，但其根本原因，不外上消化道有溃疡或炎症，或溃疡合并炎症。不但溃疡和炎症能引起疼痛，就是伴随溃疡或炎症而出现的病理渗出物——如痰或血，或痰血混杂，以及这些渗出物阻碍部分食物顺利下行所形成的瘀滞，也都是作痛的重要因素。因此，治疗胃痛，有涤痰、消瘀、活血等治标的方法，也有促使炎症消散和溃疡面愈合的清热、祛寒、健胃等治本的方法。这些方法，应当根据病情的缓急、疼痛的特点、病程的长短，选用一种或几种方法同时合用，或分期采用。下面就谈谈这些问题。

一、涤痰止痛

　　涤痰止痛，是用消除痰饮的方法来达到止痛的目的。涤痰、消瘀和活血等方法，虽然是治标，但在这些病理产物消除之后，不但能起到止痛的作用，而且也有利于炎症的消除和溃疡面的愈合，所以也是治胃痛的有效方法。

痰饮胃痛，常表现为口干、口黏，或呕出黏液，疼痛胀满，不能进食等症状。这样的痰，胶着难消，或嵌入溃疡的坎陷之中。治疗须采用消除顽痰的方法。轻症用清热化痰法，使热解痰消。如效果不大，兼见胸满气粗、大便秘结等症状，则用攻逐法。前者可用海蛤丸，后者可用小胃丹。

海蛤丸方（朱丹溪）：海蛤壳（在炭火上焙过，放冷，研成细末），瓜蒌仁（捣研），将二味混合成稠膏状捏成梧桐子大的丸。每次服50丸，每日服3次，开水送下。

小胃丹（《证治准绳》方）：芫花（醋拌炒）、甘遂（湿面裹煨）、大戟（水煮晒干）各15g，大黄（酒润炒熟焙干）45g，黄柏（炒）90g。以上共研细末，另用白术煎汁成膏，调和药末为丸，如莱菔子大，每服3g，空腹温开水送下。此方药力较峻，最好是在医生指导下服用。

除了上述两方外，瓜蒌薤白半夏汤、枳实薤白桂枝汤，也有降气除痰止痛的作用，也可以用来治痰饮胃痛。

瓜蒌薤白半夏汤（《金匮要略》方）：瓜蒌1个捣碎，薤白15g，半夏9g，水煎服。

枳实薤白桂枝汤（《金匮要略》方）：治胃脘满闷，上冲作痛。瓜蒌1个，薤白15g，桂枝3g，枳实3g，厚朴12g。水3盅，先煮枳实、厚朴取1盅，去渣，入余药，煎数沸，去渣温服。

二、消瘀止痛

"瘀"，指胃肠道有瘀滞。中医诊断为胃肠道有瘀滞的病人，有不少是十二指肠球部有溃疡存在。在服消瘀药之后，多数能排出一些如白胨状物、烂肉状物、黑色坚硬的粒状物，或异常坚硬的粪块等。据此可知，肠胃的瘀滞，实际是炎症或溃疡渗出物的积存，以及因胃肠蠕动迟缓使部分食物或残渣碎屑不能顺利下行，又与渗出物混合而成。瘀滞形成之后，就会出现疼痛，或使疼痛加剧。因此，消瘀一法有时是达到止痛的重要手段。

瘀滞形成之后，不但疼痛会加重，而且由于肠胃蠕动迟缓，还会出现大便干结、多日不大便，以及嗳气、食少、腹痛拒按等症状。由于伴有炎症或溃疡，所以胃脘部也常怕风冷，不敢吃冷食。治疗时应以攻逐法消去瘀滞，可用遇仙丹。若表现为寒证，当于攻逐药中加入温药，可用大黄附子汤。

遇仙丹（《苏沈良方》）：驱虫、逐积、消癖、除痰。

黑丑（头末）、槟榔各120g，三棱、莪术（醋炙）各30g，大黄60g，木香15g，共研细末，用大皂角去子，打碎，煎浓汤，煮面糊为丸，如梧桐子大。每服四五十丸，五更时清茶送下。如大便未通，再饮温茶助之。驱尽虫积恶物，以白粥补之。

一男性，年四旬余，患胃痛已多年，曾经西医诊断为十二指肠球部溃疡。遇寒加重，大便秘结。满舌白砂苔，厚如积霜。自述曾服过不少中西药物，俱无效果。余根据舌苔，认为胃脘必有湿痰瘀积，因仿遇仙丹之意，用黑丑、槟榔、木香、大黄等药煎服。几天后，病人复诊，诸症悉除。又给予原方3剂，巩固疗效。

李某，年四旬余，胃痛已3年，每日胃痛彻背，连及两胁，饮食减少，大便不爽。西医诊断为十二指肠球部溃疡，服中西药无效。既往有手足多汗症，自患胃痛之后，手足不再出汗，舌苔脉象无异常。余据病人从前手足多汗，可见里湿太盛，以后手足无汗而胃痛加剧，是因湿气内结。大便不爽快，也是肠道有瘀滞的缘故。因与遇仙丹方，去皂荚，改丸剂为汤剂煎服。连服2剂，大便泻下大量如粉团、海蜇样的白胨状物，腹中顿时舒畅，胃痛也大为减轻。据方又酌加薏苡仁、苍术等健脾药，几剂后，饮食正常，症状消失。

大黄附子汤（《金匮要略》方）：大黄 9g，炮附子 9g，细辛 6g，水煎服。

一男性农民，年四十余，脘腹疼痛多年，每痛时数日不大便，脉沉紧。出示其以前服过的药方，有枳实、厚朴、大黄等。其中大黄曾一度用至 30g，但大便仍不通畅。余给予大黄附子汤，1 剂后大便就畅下，便中有黑色粒状物，大的如黄豆大，数量很多，坚硬异常。自泻下后，腹部舒适，亦未再痛。

1958 年，余在灵岩寺中医进修学校讲课时曾将此方的主治与用法，向学员作过介绍。后来下乡巡回医疗时，一学员遇到一农民，因多年顽固性胃痛求诊。因其自述症状与大黄附子汤证符合，遂将原方抄用，每味各 9g。但细辛用到 9g，很不放心，一夜也未睡好。不料次日一早，病人即来叩门道谢。并说，服药后大便泻下大量如烂肉状物，疼痛完全消失，多年宿疾，彻底痊愈。

以上两方，都能消瘀止痛，一般是：寒象不明显，大便秘结不重的用遇仙丹。若手足发凉，尤其是脉搏沉紧，大便秘结，舌淡苔少，其人不呕，寒证明显的，可用大黄附子汤。大黄附子汤中的大黄用量，并不算大，它之所以能起到泻下瘀积的作用，全靠附子温能去寒、细辛辛能散结，使似乎处于停滞状态的肠胃重新活动起来，才能起到推陈致新的作用。如果不用附子和细辛，那么大黄的苦寒之性会使肠胃功能更加呆滞，所以前案用到一两也不起作用。

三、活血行血止痛

瘀血作痛，大多是溃疡病的结果。因为溃疡面不断渗出的血液，能留滞而成为死血、瘀血，或与渗出的津液融合在一起而形成痰血混杂。痰血滞留于胃肠道，或嵌留于溃疡的坎陷之中，不但妨碍溃疡的愈合，而且一有冷热不调，或辛辣触动，就会疼痛发作，因而使溃疡缠绵难愈。

有瘀血的胃病，多呈针刺样疼痛，治疗当以活血化瘀为主，五灵脂、蒲黄、桃仁、红花、乳香、没药等都是常用药。尤其是五灵脂和蒲黄，在活血行瘀的同时，又有燥湿利水的作用，对于痰血混杂的病人，更为适宜。现列几个简单效方如下：

（1）五灵脂 3g，枯白矾 2g，共研细面，温酒调服。

（2）失笑散（《经验方》）：五灵脂（净好者，酒研、澄去沙，炒）9g，蒲黄（筛净，半生半炒）6g，共研为末，每服 6~9g，用好醋调熬成膏状，再入清水一茶盅，煎至七分，食前热服。或酒煎入，砂糖少许连渣服，少顷，再进一服。

（3）手拈散：草果仁、延胡索、炒五灵脂、制没药各 9g，水煎服。

（4）桃仁、炒五灵脂各 15g，共为末，醋糊丸，梧桐子大，每服 20 丸，酒、醋任下。

四、解热止痛

热证胃痛，常常是胃中烧热，舌红脉数，时痛时止。病重时能出现烦躁而吐、额上自汗、手足发凉等症。

痛而兼胀，两胁胀痛，脉弦数的，用兼能平肝下气的金铃子为主药。如：金铃子散（《素问·病机气宜保命集》方）：金铃子（酒煮去皮核）、延胡索（醋炒）各等份，共研为细末，每服 9g，温酒调下。

胃热疼痛，常用药物是栀子，因栀子长于解郁泻热。热重夹湿的，栀子配黄连更好。

仓促散（《医彻》方）：栀子（炒，去皮）15 枚，浓煎，入生姜汁二匙，再煎一沸，服下。

又方：栀子 15 枚，川芎 3g，香附（童便炒）3g，水煎三沸，加生姜汁三四匙，再煎一沸，去滓，入百草霜二匙，调和服用。

热痛夹湿的，多是由于过食油腻等物而致，常兼泛酸，舌苔黄腻。可用：黄连、甘草，两味药量取 6：1，水煎服。

又方：生白矾、枯白矾各等份，共研细末，面糊为丸，樱桃大，每服三丸，烧酒送下。

以上诸方，药简效速。尤其是栀子和黄连，为临床常用药，流传下来治胃热疼痛的名方，如清中汤、清中蠲痛汤、清热解郁汤等，均以栀子黄连为主药，又加入其他辅助药所组成的。

清中汤（《统旨方》）：治胃热作痛。栀子、黄连各 6g，陈皮、茯苓各 5g，半夏 3g，草豆蔻、炙甘草各 2g，生姜 3 片，水煎热服。

清中蠲痛汤（《张氏医通》方）：治胃脘火郁疼痛，或间作寒热。栀子（姜汁炒黑）、香附（醋炒）各 5g，炮干姜 1g，川芎、黄连（炒）、橘红各 1.5g，苍术 2.5g，炒神曲 3g，生姜 3 片，大枣 1 枚，水煎食前热服。

清热解郁汤（《沈氏尊生书》方）：治胃热疼痛。栀子 5g，枳壳、川芎、香附各 3g，黄连（炒）、苍术各 2g，陈皮、干姜炭、炙甘草各 1.5g，生姜 3 片（痛甚加生姜汁 1 匙），水煎服。服后禁食大半日，再服 1 剂。

以上三方，都是以栀子、黄连为主药，所不同的是：清中汤里有二陈汤，清中蠲痛汤和清热解郁汤是配入了越鞠丸。前者宜于胃痛夹痰，吐酸多者；后二方能开郁理气，对于情志不舒所诱发的胃脘热痛，最为相宜。

应当引起我们注意的是，后两方内都有干姜炭，这是"反佐法"，对于疼痛剧烈的病人是极为重要的。因为极热极痛都是热邪郁结最严重的时候，里热越重，越会出现表面像寒的假象，如四肢发凉，全身出冷汗，不敢吃冷食喝冷水，甚至脉搏也摸不到。这些体表的寒象，正是热结太重，郁在里面不能达于外的表现。在这种情况下，如果只给予寒凉药，不用热药配伍，那么寒凉药的凝敛之性，就更会促使热邪郁结，起不到清散宣泄的作用。

明明是胃热疼痛，但病人却怕凉风，不敢吃冷食、喝凉水，这是一个重要的启示。启示病人也不能服用单纯的寒凉药。这只有在寒凉药中加入一点善于走窜的辛热药，才能纠止寒凉药凝敛的缺点，从而发挥其清热解热的作用。

上面提到的几首方剂，如栀子配生姜汁、配川芎、配香附，都是走窜活动的药物，和反佐的道理有些相似，但热邪郁闭还没有达到出现假象的时候，这些药就算辅佐药，而不算反佐。

下面再介绍一些治疗胃热痛重的简便方。

（1）栀子9g，附子9g，加盐少许，水煎服。本方适用于痛极全身出冷汗的病人。

（2）栀子9g，川乌9g，水煎服。

郁热胃痛，选用上述任何一方，都可以迅速止痛。但有的在痛止后不久再次复发，再服本方，效果不大，这不是上方不对症，而是热邪虽然清了，但胃中还有些秽浊物留滞不去。这时，可用玄明粉3~6g，开水化服。

治疗胃痛，当疼痛好转之后，必须注意饮食，要少吃，吃软食，吃素食，忌油腻辛辣。尤其是胃热疼痛，这些禁忌更为重要。

五、温中止痛

凡胃痛表现为虚寒现象，喜温恶寒、大便溏薄、四肢发凉、舌淡脉迟的，可用辛热药祛寒止痛。如：

（1）理中汤方：人参、干姜、炒白术、炙甘草，水煎服。

（2）高良姜末 1g，米汤水调服。

（3）高良姜 45g，吴茱萸 1~20g、胡椒 30g，共研细末，每次用 1~1.5g，加入朱砂（研细水飞）1g，调服。

六、养胃健胃及善后诸方

养胃、健胃等止痛法，是在肠胃道没有病理产物，或者病理产物基本上不占主要地位的情况下使用的。这些药物也有促使胃肠本身，从病理状态恢复为健康状态的功能，所以也常是胃病基本治愈的善后方。常用的有当归建中汤、异功散、叶氏养胃汤等。

（1）当归建中汤：桂枝 9g，炙甘草 9g，白芍 18g，饴糖 30g，当归 12g，生姜 3 片，大枣 3 枚。

水煎去滓，入饴糖融化，温服。

本方温而不燥，能养血，能促进溃疡面的愈合。用本方的指征是：胃痛喜按，舌红苔少，或舌中心光剥无苔。若舌苔过厚或泛酸、作呕，则不宜使用本方。

（2）异功散：人参、白术、茯苓、炙甘草、陈皮，水煎服。

凡胃病用过不少攻泻药，症状消失之后，可用本方健补胃气。本方是补益之剂，不宜服之过急，应当采用小剂量，最好每剂不要超过 30g，促使胃气逐渐地、缓慢地、然而却是稳步地恢复健康。如果操之过急，剂量太大，也会像饮食过量一样，增加胃的负担，反而效果不好。

（3）叶氏养胃汤：沙参、桑叶、麦冬、玉竹、白扁豆、甘草，水煎服。

胃酸缺乏，舌红少苔的，可加乌梅3枚，或木瓜6g。本方适用于胃阴虚的病人，凡舌红苔少、胃中觉热、口干口渴、疼痛喜按者，可用本方。

（4）简效方：这些简效方既可以止痛，也可以养胃，取用方便，有利无弊。有时胜于服汤剂。

①砂糖半盅，热酒调服。

②蜂蜜一盅，酒一碗，同蜜煎后，调白矾末3g，温服。

③蜂蜜每次30g，热水冲服，每日3次，功效不亚于服当归建中汤。

第五章　大便症状的治法

一、腹泻

腹泻的原因很多。中医治疗腹泻是根据腹泻的不同特点来辨证施治。明代李士材曾总结出治泻九法，现把这九法加以扩充，并附以简方和有启发性的医案，以供临床参考。

（一）渗利法

本法适用于：大便稀薄如水泻，小便短少，腹部发满，没有里急后重感，也没有脓血混杂。这样的腹泻，病灶一般在小肠。因为小肠不能泌别水分下出膀胱，使水液直趋大肠，才致成腹泻。治疗这样的腹泻，当用利小便的药物，使水走前阴，大便才能不泻。这种方法，叫作"渗利法"。

《苏沈良方》有这样一段记载：宋代文学家欧阳修，得了急性腹泻症，请太医院里的国医治疗，丝毫没有效果。他的夫人对他说，市集上有人卖治腹泻的药，三文铜钱一剂，服过此药的人，都说效果很好，咱何不买一剂吃吃看。欧阳修说，咱们这些人的体质，和劳动人不一样，他们敢吃的药，我们却不可轻试。可是夫人瞒着他买来一剂，搅在国医处方的药剂中，给欧阳修服下。只服了这一剂药，欧阳修的腹泻就完全好了。治好之后，他的夫人才把详情对欧阳修讲了，欧阳修也着实佩服，便把卖药人叫来，答应用很高的代价请他传方。卖药人最初不肯传，经欧阳修百般动员，才说：这方是车前子一味，碾成细末，每服6g，搅在稀粥里服下。

车前子有利小便以达到止泻的作用，所以明朝赵学敏编写的《串雅》中，有一张方名叫分水神丹，即白术30g、车前子15g，水煎服，治疗水泻，非常有效。明末罗国纲的《罗氏会约医镜》提到治水泻的秘诀，是在药方中加入一味萆薢，也能渗利小便，和车前子的作用差不多。

（二）升提法

本法适用于：稀便中夹有气体，泻下泡沫，排便时连续有排气声响，脉搏可能见浮脉。这种现象，中医叫作飧泻。因为有气体，便把病因归属于风，治疗时必须用治风的药物，如防风、荆芥、麻黄、桂枝、葛根等。凡是风药，都能鼓舞胃气上升，胃气一升，大便就不会泄泻，气体也就消失了。

《邵氏闻见录》记载：夏英公得了腹泻症，太医院里的医生，认为是虚证，用补脾药治疗，始终不见效。有一个姓霍的老医生，问明了大便的性状，说这是肠中受风，开了一个有藁本的药方，服下后，腹泻就好了。

李延昰在《脉诀汇辨》中记载：闽中地区有个太学生张仲辉，终年喝酒、吃瓜果，一天，忽然得了腹泻症，从半夜到天明，泻了20多次。医生们先给以渗利小便的药，无效，又给予健脾药，泻得更加厉害。后来李延昰看了，六部脉都轻轻一按就能摸到，这是浮脉，认为浮脉是感受了风邪，《内经》早就指出，"春伤于风，夏生飧泄"，非使病人出汗不可，给开了一张有麻黄、升麻、葛根、甘草、生姜等有发汗作用的药方。先前看过此病的医生嗤笑说："这书呆子，好奇行险，麻黄是发汗重剂，连伤寒病都不敢轻易使用，这种腹泻症，却用麻黄，这岂不是用药杀人吗？"仲辉听了，也犹疑起来，不肯服李延昰的药。可是越停病越重，没有办法了，说道："服下此药，听命吧！"服后得汗，腹泻很快就好了。

据以上二例，可见飧泻是外受风邪引起肠胃功能失调。外感风邪的症状，存在也好，已不存在只剩下脉浮也好，脉象也看不出风邪，仅从大便看出是飧泻也好，用祛风药治疗，都能取得疗效。不过脉浮或风邪表证明显的，服风药应当发汗。没有风证表脉，只是大便溏薄夹有气体的，服风药是提升胃气，就不需要发汗了。

（三）清凉法

清凉法是用于热泻的。热泻的特点是：大便的时候，觉得肛门灼热，粪门弹响连声，粪色深黄，酸臭难闻，小便赤短。在这种情况下，只有苦寒泻热药才能起到泄热止泻的作用。李士材说：用清凉法治热泻，就像炎热的夏天刮起一阵凉风一样，使热气消散。这也是《内经》"热者清之"的治法。

古方治热泻，用黄芩汤，即黄芩、白芍、甘草、大枣四味药，水煎服，效果很好。

《本草汇言》记载：有一个患腹泻的病人，不论吃什么粥、饭、蔬菜，一入口，咽喉就有针刺样的感觉，吞咽时，喉中觉得很辣，腹部满痛，大便时肛门灼热，弹响连声，脉洪大而数。给予黄连9g、白芍6g、甘草2.5g，一剂药就好了。这一处方，实际就是黄芩汤把黄芩改成黄连，又去了大枣，原则未变，所以效果很好。

《寿世保元》还载有一方：有个病人，每次进食后，就腹中鸣响，响完就泻，以致不敢进食。服了不少治泻的药方，都不见效。后来有人传方，将红柿核用湿纸包裹多层，放在炭火上煨熟吃下，吃三四个就好了。这也是治热泻，而方更简单，效果也不弱于上面所讲的黄芩汤和黄连方。

（四）疏利法

疏利法是用于肠道内有陈旧性未消化好、未排泄净的食物、瘀滞或粪块。这些陈旧的物质，留滞在肠道之中，就像行水的管道积存有泥石浊垢等沉淀物一样，它使水不能从管道内顺利流出，却又不断地使水向外溢出。所以治疗这样的腹泻，必须像疏通管道那样，除掉肠道里的废杂物，使大便按时排泄，按时停止。排出这些废杂物的办法，叫作"疏利法"。

《冷庐医话》记载：谢时素有腹泻病，已有 30 年之久，未能治愈。后来鄞县名医周公望，用礞石滚痰丸与服，服了 3 剂，多年的顽固久病就痊愈了。滚痰丸是治顽痰的效方，用它来治愈的腹泻，也必然是肠道中有稠痰一样的黏浊物质，这样的病人大便时不但不爽快，泻出物中也可能带有这样的黏液。

肠中有像痰一样的黏浊物质所致成的腹泻，中医叫作痰泻。痰泻除了极顽固的须用滚痰丸一类较为猛烈的药物以外，其余病程较短，症状较轻，只是阵发肠鸣，大便夹痰夹水的，用二陈汤加味治疗，也很有效。

还有伤食致成的腹泻，也适用疏利法。这样的腹泻，常嗳出腐败难闻的伤食气味，腹中鸣响，连连矢气，泻出的稀粪之中，常兼有未消化好的硬块。可用平胃散加神曲、麦芽等治疗，使积食消除，大便也就正常了。

腹泻症中有一种慢性久泻，时轻时重，也是肠道有瘀滞，但用一般的疏利药物治疗，总不见效。这是瘀积的时间太长了，就像我们用过的器具上有年久沉淀的积垢一样，初得时容易去掉，但时间久了，就洗不掉，刮不净，所以一般的常用药不易见效。即使暂时见效，但病根未去，过一段时间又会反复，甚至会按照最初得病的季节，按时复发，形成"休息痢"。在这样病情极为顽固的情况下，必须改用较为剧烈的药物，才能达到除恶务尽的目的。这些顽固的瘀滞，根据其不同的症状表现，可分为积热、痼冷两大类。简述如下。

泻下黄赤、黏浊，或如鱼肠、烂肉，腹胀，腹痛，脉数，舌赤，反不敢吃凉物，五心烦热，不喜油腻辛辣，口黏口臭等症，属于积热。积热兼湿的最多。

泻下如白胨，或谷食不化，不臭而腥，脉细肢冷，喜温恶寒，属于痼冷。

治积热痼冷，现举两个代表方如下。

（1）将军饮（《医鉴》方）：治腹泻如痢疾，经久不愈，脓血稠黏，里急后重，日夜无度。并治休息痢，愈而复发，止而复作。

大黄30g（切片），好黄酒两大盏，同浸半日，煎至一盏半，去大黄，将酒分二次服下。

（2）蜡匮巴豆丸：治多年凡吃生冷和肉类即泻者。

明代大医学家李时珍在他编著的《本草纲目》中有这样一段记载：一个老年妇女，60多岁，患腹泻已经5年，无论吃肉食或者别的油脂性食物，或者生冷之物，吃下后就必腹泻。服过许多调理脾胃药、升提药、固涩药，不但不好，反而腹泻得更重。她请李时珍看了看，脉搏沉滑。李时珍认为，这是脾胃功能损伤的时间太长，有冷性积聚凝结在肠道，因给予蜡匮巴豆丸50丸。服下以后，一连二天未大便，腹泻从此好了。以后时珍又用此方治好了多年痼冷久泻的病人近百人之多。

蜡匮巴豆丸，就是巴豆一味，用蜂蜡做皮，把药封固起来。这样，巴豆到达胃中的时候，有蜡皮封裹，不刺激胃，直到肠中才完全化开。巴豆是热性泻药，对于顽固冷积，别药不效时，巴豆能发挥良好的作用。

蜡匮巴豆丸的做法：《世医得效方》中治夏天水泻，用巴豆一粒，去壳，插在针上，在植物油灯上烧，存性，再把蜡化开，包在巴豆外面，冷却后就是一丸。如果是治小儿，要把丸做得更小。用巴豆一个，烧法同前，再用豆粒大一块黄蜡，在灯上烧化，滴入水中凉却，取出，同巴豆一起捣烂，做成黍米大的小丸，每服五丸到一七丸，莲子或灯心煎汤送下。

（五）甘缓法

有的腹泻，次数太多，可能每天数十次或至百次，而且一觉得要大便，就必须急忙奔向厕所，稍一晚了就跑不及。中医学认为，这是脾虚下陷，当用味道很甜的药治疗。因为甘味药能减缓泻下的程度，这叫"甘以缓之"。《罗氏会约医镜》中的甘缓汤，就起到这样一种作用。

甘缓汤方：人参、白术、茯苓、炙甘草各5g，升麻1.5g，陈皮2g，薏苡仁（炒）、芡实（炒）各6g，木瓜、白蔻仁、砂仁各3g，红枣4枚。水煎温服。

如嫌人参价贵，可改用山药12g代替。本方若加入肉豆蔻3g，木香（煨）1g，亦很好。

（六）酸收法

腹泻的时间太久，虽然不是急不可待，却也频繁入厕，粪便量不多，也没有热痛酸臭等症状，这是久泻耗气、气虚不能固摄的缘故。治这样的腹泻，可在相应的处方中，加入石榴皮、乌梅、五味子等酸味药，才能起到止泻的效果。《罗氏会约医镜》中的酸收丸，就是这样一首方剂。其方是：

人参、山药、炒白术、炙甘草各90g，高良姜45g，诃子肉60g，石榴皮（醋炒）60g，白石脂60g，五味子30g。上药共研细末，用醋煮面糊做成丸剂，米汤送下。

又如《扶寿精方》中治腹泻兼口渴，用乌梅一味，煎汤代茶常服。《肘后方》中治腹泻症，在肠垢已经很少的情况下，仍频繁作泻，用乌梅肉20个，水一盏，煎六分，食前分二次服下。又如五味子一味，煎服治五更泻。

（七）固涩法

固涩法和酸收法有些相似。二者的主要区别是：周身无力、频泻量少、正气耗散的，用酸收法，以酸味药为主药；肛门下坠，或兼脱肛，虚坐努责，是大肠已滑，用固涩法，以涩味药为主药。但是涩是酸的变味，滑脱也必兼气虚，所以酸收和固涩可以借用。主要是没有大便也虚坐努责，并兼有脱肛的，当用固涩法，只是气虚，有大便即泻，努责并不突出的，用酸收法。酸收是收敛正气，固涩才是固涩大肠。无论酸收或固涩，都是在邪少虚多的情况下才可使用。也就是说，肛门不灼热，大便不酸臭，舌苔不厚腻，脉搏不弦数，才可使用，这样是防止治病留邪。

涩肠的常用药，有罂粟壳、赤石脂、枯矾、木贼、龙骨等。

《三因方》治大肠脱肛，焙木贼存性，研末，掺之，以手按入。也可加入龙骨末。

《经验方》：水泻不止，罂粟壳，去蒂膜，1 枚，乌梅、大枣各 10 枚，水一盏，煎 7 分，温服。

《太平圣惠方》治老人泄泻不止，用枯白矾 30g，诃子（煨）15g，共为末，每服 6g，米饮调服。

《寿世保元》治久泻，大便滑泄，用五倍子 150g（炒），研末，面糊为丸，每服 5 丸，米饮下，每日 3 次服。

（八）健脾法

凡腹泻症，大便稀溏，又兼身体疲倦懒惰，食欲不佳，腹部发满，就是脾脏虚弱。脾的正常工作，是把饮食物消化之后，又把营养物质运送到全身各部，这在医学术语叫作脾主运化。如果脾虚脾弱，不能很好地吸收，致使水谷直趋大肠，就会出现腹泻。治疗方法，应当加强脾的功能，如人参、白术、莲子等药，促使其吸收，这叫作健脾法。健脾药中，最好也加入一些渗利小便的药物，如茯苓、车前子等，效果更好。常用方如胃苓汤，平胃之中，就有健脾利湿的作用。

苍术、厚朴、陈皮、白术、茯苓各 5g，泽泻、猪苓各 3g、肉桂 1.5g，水煎服。

（九）温肾法

温肾法，是用温肾的药物把肾阳发动起来。肾阳也叫命门火，它对于脾胃来说，正好和灶下加火一样，是脾胃热能的来源。因此，在脾阳大衰，并出现命火不足的情况下，温补肾阳就是第一要法。

怎样才知道是命火不足呢？凡大便溏泻，饮食减少，全身倦懒，没有别的严重症状，是属于脾胃虚寒，如果再兼有四肢发凉，脉搏沉迟细弱，大便清稀像鸭粪一样，或者每天在天明之前五更的时候，按时腹泻，这就是肾阳不足、命门火衰。除此以外，凡脾虚脾寒的时间太久了，用温脾药治疗不效，也大都是肾阳虚衰，也必须改用温肾药。

温肾止泻的常用药，有补骨脂、骨碎补、附子、肉桂、益智仁等。又因所有的腹泻，差不多都与脾有关系，所以温肾止泻药中，也常加一些温脾健脾的药物。现举例说明如下。

（1）《世医得效方》记载：凡腹胀忽泻，日夜不止，诸药不效，这是气脱，用益智 60g，水煎服即止。益智仁温脾固肾，所以有这样的效果。

（2）《本草纲目》记载：魏刺史的儿子，患腹泻很久了，请了不少医生治疗，都不见效。病情逐渐危重。名医李时珍看了，用骨碎补研成细末，另用猪腰子一个劈开，把药末加入其中，放在火里煨熟，令病人吃下，腹泻很快就好了。

（3）四神丸（《证治准绳》方）：治久泻腰酸，四肢发凉，不思饮食，或五更泻泄。

（4）肉豆蔻（面裹煨）、五味子（炒）各 60g，补骨脂（酒浸一宿炒）120g，吴茱萸（淡盐汤泡炒）30g。以上共研细末，另用生姜（切碎）240g，红枣 100 枚，清水煮烂，去皮核，与药末同捣，和丸，梧桐子大，每服 50~70 丸，饭前米饮、开水，或淡盐汤送下。本方中的肉豆蔻就是用来温脾止泻。

以上这几首方子都治久泻、寒泻。凡寒泻日久，必伤肾阳，所以都用温肾药取得满意的效果。

上面提到四神丸能治五更泻，为什么泻在五更？五更泻为什么用四神丸也有治不好的？下面就谈谈这些问题。

五更泻是肾泻中的一种，因为是在半夜以后，天未亮以前，必腹泻一二次或多次，其余的时间不泻，每天如此，丝毫不差，所以叫作五更泻。为什么泻在五更呢？正常人排便，一般是有一定的间隔时间，而且大都在起床之后，未起床之前很少有想大便的。中医学认为，肝主疏泄，疏泄就是疏通、发泄；肾主闭藏，闭藏就是关闭、收藏。排便是属于疏泄的，但又可以暂时不排，这是由于肾能闭藏的缘故。这样，肝肾协调，互相制约，疏泄和闭藏统一，大便就会正常。反之，如果肝气太强，疏泄太过，肾气太弱，不能闭藏，就会不分昼夜，大便频繁。另一方面，如果肾闭藏太过，肝不能疏泄，又会大便闭而不行。这都是病态。肝气生于子时（夜11时到次日凌晨1时），旺于寅时卯时（3~7时）。也就是说，人从睡眠中休息到半夜以后，全身的脏腑气血功能，都逐渐地重新恢复活动，这叫作肝气萌动。脏腑活动，包括大肠，它积存了一天的粪便，也要开始传导、排便等活动，但在肾阳充足，能闭藏固摄的情况下，可以从容不迫地等到起床以后，而在起床之前，不会有急于大便的要求。而肾阳虚的五更泻，却是半夜之间，或刚过夜半，肝气略微萌动，就急不可待，马上要腹泻。这就说明五更泻的关键在于肾而不在于肝。所以四神丸以五味子、补骨脂、吴茱萸温肾为主。又因泄泻大都与脾有关，所以四神丸中也加入肉豆蔻温脾健脾。

治疗五更泻要注意一个问题，就是不要把所有起床以前腹泻的人都认为是肾阳虚。因为天明前后，有许多情况都可以出现腹泻。譬如有酒积的人，常常早晨还没有起床就想大便。但是他的大便溏黏，或夹杂粪块，午后却仍然是正常粪，也没有手足发凉、脐下冷痛等肾阳虚的症状。用二陈汤加酒煮黄连、红曲，研末，再用陈酒曲打糊为丸，乌梅煎汤送服，即可逐渐治愈。

也有的白天还好，一到傍晚就肚腹膨胀，一夜不安，在天将明时，腹泻1次，泻后症状减轻，这也不是肾泻。因为大便不是鸭溏，也没有手足发凉、精神衰惫等肾阳虚的症状，而且在半夜之前肠胃就已经有不舒适的感觉。这是脾湿太盛，与肝肾没有关系，可用胃苓汤加木香、砂仁，或者理苓汤加木香。

如上所述，可见泻在五更也好，不在五更，任何时候都泻也好，只有在出现手足不温、大便鸭溏、食少、怯寒、舌淡、脉迟等命门火衰症状时，才算肾泻。如果大便酸臭、腹满膨胀、舌苔黄腻、脉象弦数，这虽然泻在五更也不是肾泻，用温肾法治疗，是不对证的。

此外，肾阳虚腹泻，一般都是久病体弱，或者是其他慢性腹泻的进一步发展。没有一个平素健壮的人，忽然在极短的时间内出现肾泻的。这一点，也有助于临床诊断时作参考。因此，凡慢性久泻，只要出现一两个肾阳虚的症状，就要考虑在相应方剂中，加入一些温补肾阳的药物，如骨碎补、益智仁。

还有一点需要说明，凡治五更泻，必须在临睡之前服药。若服在起床以后，距离腹泻时间太长，效果就差。

（十）平肝法

中医讲"肝主筋膜之病""在变动为握"。"握"，就是痉挛的意思。因此，凡腹泻而兼有痉挛性腹痛的，应当采用平肝法。

平肝止泻的代表方是：痛泻要方（刘草窗方）。

治痉挛性腹痛腹泻，痛一阵，泻一阵，脉弦。

白芍、防风、白术、陈皮，水煎服。

白芍、防风能疏肝解痉挛；白术健脾，陈皮理气，有增强肠胃功能的意义。总之，本方的作用可以归结为平肝扶脾。

平肝止泻法，不论是新病，或常年久病，也不论是不是泻在五更，只要见有脉弦，或兼痉挛性腹痛，或其他能说明是肝气太强的症状，就可以采用平肝法来止泻。下面是两个很有意义的例子。

《罗氏会约医镜》记载：罗国纲治了一个 20 多年的腹泻病人。病人的特点是：每年春天发作，夏天即不治自愈。发作时，每天寅、卯时（上午 3~7 时）一连泻十几次，其余的时间差些，肝脉弦，脾脉弱。服了不少补脾止泻药无效。罗国纲看后，拟了一张平肝补脾汤，只吃了 1 剂病就好了，而且没有再发。处方是：白术、茯苓、沙参、白芍、当归、木瓜、肉桂、白豆蔻、炙甘草。

这个腹泻的特点：脉弦是肝旺的脉象，春天是肝旺的季节，寅卯是肝旺的时间，又兼脾脉弱，所以是肝强脾弱。方用白术、茯苓、白豆蔻、炙甘草健脾，白芍、肉桂平肝，当归、木瓜、沙参养肝。肝气得养，刚性变柔，不去凌脾，腹泻自然就好了。

朱某，男，青年职工，每在五更天未明时，必腹痛，痛而即泻，泻后痛暂减，一会儿又痛又泻。脉弦，舌淡红，苔薄黄。病程 4 个多月，服过不少四神丸、健脾药、固涩药，一概无效。我为其处痛泻要方：白术 15g，白芍 15g，防风 9g，陈皮 9g，生姜 2 片。睡前服下。服第 1 剂，腹泻推迟到次日 11 时，大便比以前稍干，泻时仍腹痛。又服第 2 剂，腹泻推迟到下午 5 时左右，泻量少，痛大减，大便已成形。后因吃西红柿过量，又泻在五更，又与前方加木香、吴茱萸，痊愈。

二、便秘

"秘"，有"闭"的涵义，便秘，就是大便不畅快。通常认为只有粪块干硬难出，才算便秘，这是不对的，其实，只要排便时感觉困难，费力，不论粪块干硬与否，都叫便秘。便秘之重者，也叫大便不通。

古人对于便秘，有风秘、湿秘、气秘、寒秘、热秘之分，称为"五秘"。五秘都是以便秘为主症，再根据所出现的各种不同特点而分为风、湿、气、寒、热等。特点不同，说明病理有差别，治疗方法也就不同。现分述如下。

（一）风秘

风秘是除了大便秘结以外，还表现为皮肤皲裂、筋脉拘挛、爪甲枯槁等。有的还会兼有阵发性寒热。大便常干燥坚涩，不易排出。风秘的原因，有人认为是肺脏受风，肺和大肠相表里，风从肺传入大肠，像风能吹干湿气一样，致使肠中津液干燥而形成便秘。也有人认为是病人肠中平素积有瘀热，热久伤津化燥，风从内生，致成便秘。这里且不管其病因如何，只谈谈为什么风秘能出现皮肤皲裂等症状。由于人身各处的津液，是互相周转输布的，肠道既然干燥，全身的皮肤、肌肉、筋膜，自然也就缺乏津液濡养，所以皮肤起皲开裂，筋脉伸展不得力，爪甲也呈现枯槁的现象。至于出现寒热，大都是在夜间。这是因为，津虚血虚都是阴虚，而夜间也属阴的缘故。

治风秘的主方是滋燥养荣汤（《证治准绳》方）。

生地黄、熟地黄、白芍、黄芩、秦艽各 5g，当归 6g，防风 3g，甘草 1.5g，水煎服。（按：本方是治肤燥之方，若用以治肠燥便秘，须加大地黄、当归、白芍的用量。）

一老年妇女，年约五旬，1971年夏天，到山医二大队（当时大队在曲阜）求诊。病人掀起衣服，全身上下，丘疹密布。由于瘙痒，抓的一片黑痂。自述发病已2年，曾到济南各大医院皮肤科进行实验室检查，诊断为皮炎，但治疗毫无效果。病人每至夜间，必发一阵寒热，寒热过后，即发出一片丘疹，因此，旧疹未愈，新疹又生，辗转缠绵，始终不愈，烦躁失眠，极为痛苦。察其脉象，沉而稍数，舌红苔少，大便干燥，排便费力。我即诊断为血燥风秘。

病人问：为什么夜间必发寒热？我答道：人体阳气白天活动的时候，大都集中在体表，夜间睡眠的时候，大都集中于体内，这叫作"卫气昼行于阳，夜行于阴"。大便既然燥结，已经是津枯血燥，经不起阳气的侵扰，所以在白天卫气行阳的时候，病人还不觉得怎样，而在夜间卫气行阴的时候，已虚的阴血，配不过不虚的阳气，就寒热发作。发作寒热，实际就是血热外出发疹的反应。所以本症的主诉是瘙痒、寒热，而病的本质却是便秘。也就是由秘生风。治疗的方法，应当养血以治血燥、凉血以治血热，加入祛风药以治皮疹和寒热，因而开了一张滋燥养荣汤，生熟地各用至30g，当归、白芍各15g，黄芩、秦艽、防风各9g，甘草6g，水煎服。

病人服了3剂，大便通畅，寒热停止，身痒大减，丘疹渐消。嘱其回家再服几剂，服至所有丘疹结痂脱落后，即可停药。

养血驱风除了滋燥养荣汤外，还有何首乌，也很有效。丹方："治肝肾风秘，至夜微发寒热者，用生何首乌两许，顿煎，服之神效。"上述病人，1年之后，前症又发，余改用此方与服，也有效果，但对比起来，不如滋燥养荣汤效果迅速。

（二）气秘

气秘的特点是病人常常嗳气。其大便之所以不顺利，倒不一定由于大便干燥结硬，而是"气"不下降。"气"是什么呢？并不是指呼吸的空气，而是代表人体各个脏器生理活动的功能。人的排便，并不是大便会自己下行，而是小肠、大肠蠕动的结果，大小肠的这种功能，就是"气"。"气"既然不下降，大便下行就不痛快，而且还会出现时常嗳气和兼有脘腹满闷的感觉，这就叫作"升降失常"。因此，治疗气秘必须以降气药为主，如苏子、枳壳、枳实、厚朴等。把这些降气药加入通便药中，就是治气秘的效方。如：

（1）木香槟榔丸（《卫生宝鉴》方）：治一切滞气，心胸腹胁痞满，二便涩滞。

木香、槟榔、枳壳、青皮、陈皮、莪术、黄连各30g，黄柏、香附、大黄各90g，牵牛头末120g（腹满便秘用黑者，喘满膈塞用白者）。共研为细末，芒硝泡水和丸，如豌豆大，每服三五十丸至七十丸，食后姜汤送下，以轻微腹泻为度。

（2）又方：治大便干结，腹中胀闷，频频入厕，里急后重。

人参、当归、枳壳，水煎服。加入陈香橼尤效。

本方各药分量，可以灵活运用。其中枳壳，在便秘的情况下，最好是生用，因为生用力量最大。若兼有胸胁胀满时，可以炒用。

（三）湿秘

湿秘也叫痰秘。它是湿热、痰饮等阻碍气机下降，以致大便不能顺利排出。湿热、顽痰胶结，又会出现胸胁痞塞满闷，或喘促、头汗出、头晕眼花等症状。痰湿在肠中，又会兼有肠鸣。

治疗湿秘，主要是用苍术、黄连、黄芩、黄柏等清除湿热，或用半夏、茯苓、橘红、白芥子、姜汁、竹沥等搜逐痰饮，再加入一些顺气、降气药。如导痰汤煎送控涎丹或礞石滚痰丸。

导痰汤（济生方）：治痰涎壅盛，胸膈留饮，咳嗽恶心，发热背寒，饮食少思，中风痰盛，语涩眩晕等。

半夏 6g，天南星、橘红、枳实、赤茯苓各 1.5g，炙甘草 1g，生姜 5 片，水煎服。

（四）冷秘

便秘的同时，又兼有四肢发凉、喜温怕冷、舌质淡白、脉搏沉迟等阴寒症状的，叫作冷秘。冷秘常见于老年人，须用温润通便药，如巴戟天、肉苁蓉、当归、熟地黄等。

半硫丸（局方）：治冷秘的专方。治疝癖冷气、冷秘、虚秘。

半夏 90g，硫黄（明净者）60g，二味共研极细，加生姜汁同熬，入干蒸饼末，搅和匀，入臼内捣数百下，做丸如梧桐子大，每服十五丸至二三十丸，空腹用黄酒或米饮、生姜汤送下。

（五）热秘

热秘和冷秘相反，兼见的一些症状，不是寒证，而是热证，如面赤、舌干、小便赤黄、喜凉恶热、脉沉数等。这样，在泻热通便药中加入一些润肠药就可以了。如：

（1）四顺清凉饮（《证治准绳》方）：当归、赤芍、大黄、甘草各 5g，水煎，入生蜜一茶匙，温服。

（2）更衣丸：飞朱砂 15g，芦荟（研）20g，滴入好酒少许，和为丸，每服 3~6 丸，好酒送服。

（3）又方：芒硝 15g，热酒化开，澄去渣，加香油三四茶匙，温服。

（4）又方：鲜生地黄捣汁服。

（5）又方：大黄、黄芩、炙甘草各 15g，水煎，入生地黄汁二茶盅，再煎三沸，分二次服。

除了上述五秘以外，还有久病体弱、大便干燥、努责不下、频频入厕、气虚下陷、里急后重的，叫作气虚秘；伤津失血、大便燥结、滞涩难出的，叫作血虚秘。血虚的，应当养血润肠，如当归、地黄、肉苁蓉、桃仁、杏仁、松子仁、柏子仁、麻仁、蜂蜜等；气虚的当加入补气药，如人参、黄芪等。这些主要是在于临床时随机应变，灵活运用。

三、大便下血

大便下血能出现于许多疾病，如肠伤寒、血小板减少症、门静脉阻塞等。但这些病不属于胃肠病的范畴。另外，如细菌性痢疾、阿米巴痢疾以及痔疮等，虽然属于肠道疾患，但细菌性痢疾、阿米巴痢疾属于传染性疾病，痔疮属于痔漏专科，因此，本篇只是有选择地介绍这方面几个下血的简方，而不作全面讨论。本篇重点讨论的，只是胃肠道炎症或溃疡所致的大便下血。

中医对于肠道的大便下血，有肠风、脏毒之分。凡血色清新，血量不多，成沫四溅，大便之前，鲜血先见的，叫作肠风；血色污浊黑暗，血出在大便之后，出血量较多，下血的时间又较长的，叫作脏毒。

从前有人认为肠风是风邪入于肠胃之中，脏毒是大肠积有病毒，这个说法还不容易被人理解。肠风和脏毒，实质是把肠道出血的性状和特点加以概括的一种术语。肠风是脾气下陷不能正常统运血行，以致大肠壁细小脉络充血，在用力大便时，小络破裂，不成流而四溅，所以大便未出，下血先见，或者大便与鲜血齐下。脏毒是大肠湿热瘀积，使肠壁细小血管破裂，逐渐腐蚀扩大，形成坎陷。坎陷最容易使渗出的血积存起来，量多色暗，在用力时，血在大便之后，骤然而下。

肠风既然是脾气下陷，所以治疗时当用升散上行的药物，如防风、荆芥之类。而这些药物又多是治风的，因而把这样的下血定名为肠风。脏毒是大肠有湿热，应当清热燥湿，如黄连、黄芩、地榆等。而这些药物都是清热解毒药，所以就把这样的出血定名为脏毒。无论治风治毒，都应当在相应的方剂中酌加凉血止血药。下面是治肠风、脏毒的两首标准方。

治肠风方：荆芥、生地黄各60g，甘草45g，共研细末，每服3g，食后温酒下。

治脏毒方：槐花（炒）、侧柏叶（炒）、荆芥、枳壳各等份，共研细末，每服6g，食后米饮下。

以上两方，并非是治肠风脏毒的惟一有效方，也不是不可改变的。我们要求的是，掌握升散、凉血、止血、清热、燥湿等方法，是肠风也好，是脏毒也好，不是肠风脏毒，或者无法分辨是肠风脏毒也好，只要根据下血的性状和特点，能确定治疗原则，能选方用药，就可以治疗常见的大便下血症。下面再介绍一些治大便下血的简效方，以备参考应用。

（1）《余居士选方》：治肠风下血，白芷研末，每服6g，米饮送下。

（2）《慎斋遗书》：肠风下血不止，白芷、乌梅，煎服。

（3）《张氏医通》：大便下鲜血，像从竹筒喷出似的，用鲜小蓟捣取汁，稍稍加温，服一大茶杯。

（4）《张氏医通》：治肠风下血，刘寄奴 15g，芽茶 30g，墨灰 9g，共为末，分 3 次服，乌梅煎汤送下。

（5）《张氏医通》：肠风下血，一味旱莲草，浓煎，葱白汤下。

（6）《是斋百一选方》：曾通判的儿子，大便带血半年，用柿干烧灰，米饮送服，一次即愈。

《泊宅编》　外兄刘豫，病脏毒下血，已半个月，自恐病重将死，后得一方（即上方），饮服 6g，遂愈。

（7）《食疗》：小儿秋痢，以粳煮粥，加入柿干末，再煮二三沸，食之。

《临床心得选集》：张赞臣云，某年秋，余患赤白痢甚剧，诸药不效，病延 40 余日，每登厕，肛门突出，直肠下坠一二寸，乃用民间验方：柿干一只，重 12~15g，去蒂，锅内烘热，加白蜡一块，约 3g，烊化，煎至荷包鸡蛋样，趁热食之，每日吃一二只，10 天左右，痢止，肠脱亦收。

《折肱漫录》：乙酉岁六月，余避乱小船，奔走冒暑，处暑后患痢，余年老，不敢服攻下药，用一般平稳方调治，凡 7 天，病愈。但痢虽愈而血未止，兼大便燥结为苦。又治了半个月，无效。后来读《玉机微义》有“柿干，烧，米饮调服”一方，因觅此药服之，服不到 30g，病即痊愈，可称神方。

（8）《集简方》：血痢不止，贯仲酒煎服。

（9）《是斋百一选方》：肠风下血，用清热药及补脾药不效者，单用山楂为末，艾叶汤调下，立愈。

（10）《罗氏会约医镜》：便血不论新久，白矾（小儿用 2~3g，大人用 5g），研细，调入鸡子内，煎熟，切作细块，空腹白开水送下。

（11）《种福堂方》：治大便下血，荸荠汁半盅，好酒半盅冲入，空心温服。

（12）《本草通元》：治血痢，平胃散 15g，入川续断 4g，煎服必效。

第六章 胃肠病引起神志症状的治法

　　由胃肠病所引起的精神失常和神经障碍，只是胃肠病全部症状中的一部分，但有的却很突出，常使其他胃肠症状显得极不重要，使病人和医生根本不去注意，这就常常抓不住病的本质，只对症处理，久治不愈。

　　胃肠病之所以能使精神失常，是由于消化不良引起营养缺乏和代谢紊乱或其他现在尚不明了的原因所致。这在中医术语叫作"胃肠不和，则九窍不通"。胃肠不和为什么能出现精神、神经症状呢？这首先应从胃肠的功能说起。胃肠主管吸取营养和排泄糟粕。营养物质通过胃肠到达耳目口鼻，人的听觉、视觉、味觉、嗅觉就灵敏，就正常，这叫"清阳出上窍"。饮食物经过消化吸收以后所剩下的糟粕，又经过肠道的泌别与排泄，下出前后二阴，人的大小便就正常，这叫"浊阴出下窍"。如果胃肠有病，不能充分吸收营养以增强上窍的功能，或者排泄障碍，糟粕不能彻底地、及时地出下窍，这叫"清阳不升，浊阴不降"。这样，耳目口鼻得不到正常营养，反受浊阴的蒙蔽，就可能发生幻听、幻视、幻觉等不正常现象。尤其是精神较为脆弱的人，或者有先天遗传因素的人，就更会这样。耳、目、口、鼻是七个窍，加前后二阴两个窍，共九个窍，所以叫作"胃肠不和则九窍不通"。

前几年出版的《沈绍九医话》中提到"九窍不和，皆属胃病"，也是这个道理。

胃肠病所导致的九窍不和，常见的症状是头晕、目眩、耳鸣，以及烦躁、失眠，甚至谵妄、发狂等。后者属于意识障碍，中医术语不属于清窍，而称为迷了心窍。

下面讲述几个胃肠病所引起的精神、神经失常的治法，以供临床参考。

一、发狂案

名医张子和，路过古亳（河南省亳县），逢见一个妇女，嬉笑不止，已有半年。请过好多医生治疗，总不见效。张子和诊视后，令人把约二两重的一块沧盐，在火上烧红，放冷后研成细末，另取河水一大碗煎盐，三五沸后，离火放温，分3次饮下。饮后用钗（古时妇女插在头上的有柄金属装饰品）向喉咙探吐，结果吐出热痰约五大盏。又给予大剂黄连解毒汤。几天以后，就恢复正常。

二、癫痫案（胃肠虚弱）

尚小宝，女，7岁，沂源某工厂工人之女。1976年6月中旬，其父领来求诊。

其父代述：患儿2岁时，因感冒发高热，后又受惊，致癫痫发作。每日发作三四次或四五次，从未间断。长期服西药盐酸氯丙嗪（冬眠灵），每日3片，亦未停止发作。余因其系高热引起，怀疑是脑炎后遗症，因给予《金匮要略》风引汤方，嘱其回家连服几剂后再来复诊，观察疗效。

1976年7月25日复诊，前方连服3剂，无效，反夜间盗汗，即使在白天，也比从前容易出汗。并且面色㿠白，脉细兼弦，虚象比初诊时更为明显。其家长追述：此女二三岁时，曾患过很严重的腹泻，昼夜不计次数，甚至卧着时大便也不自觉地流出，服药无效，后经针刺治愈。根据这一病史，结合目前虚象，知与胃肠虚弱有关，因而另拟一暖脾兼镇静之方。

党参 15g，炒白术 9g，茯苓 9g，橘红 3g，炮附子 3g，炙甘草 6g，僵蚕 3g，全蝎 1.5g，远志 3g，柏子仁 9g，生龙骨 12g，生牡蛎 12g，半夏 6g，肉桂 1.5g，石菖蒲 1.8g。每日 1 剂，水煎服。

上方共服 25 剂，盐酸氯丙嗪已由每日 3 片改为每日只服 1 片。病儿面色红润，盗汗已止，精神远比以前活泼。癫痫虽然仍有发作，但已极轻，只几秒钟即已过去，陌生人一般不容易看出。其家长并说，此女孩从前烦躁易怒，现已大为改变。且已经入学，并担任班长云云。诊其脉象缓和，舌诊无异常。上方去僵蚕、全蝎、半夏，加入熟地黄 9g，肉桂改为 1g，嘱其续服，巩固疗效。

三、癫痫案（痰结胃脘）

王某，女，年五旬余，住济南市白马山。

病人经常跌倒抽搐，昏不知人，重时每天发作数次，经西医诊断为癫痫，中西药通尝不效，后经人介绍求余诊治。

望其舌上，一层白砂苔，干而且厚。触诊胃部，痞硬微痛，并问知食欲不振，口干欲饮。当即告诉病人，此系痰饮结在胃脘。但病人迫切要求治疗癫痫，并不以胃病为重。我想：癫痫虽然是脑病，但是脑部这一兴奋灶，必须通过刺激才能引起发作，而引起刺激的因素是很多的，譬如用中药治癫痫，可以任选祛痰、化瘀、解郁、理气等各种不同的方法，都可能减轻发作，甚至基本痊愈，就足以证明。本病人胃脘有停痰宿水，可能就是癫痫发作的诱因，如果消除了这些诱因，就有可能避免癫痫的发作。据以上设想，处方如下：

茯苓 12g，生白术 10g，炙甘草 6g，白芍 9g，枳实 9g，僵蚕 6g，蜈蚣 1 条，全蝎 6g，每日 1 剂，水煎服。

病人于 1 年后又来学院找我看病，自称上方服了十数剂之后，癫痫一次也未发作，当时胃病也好了。现在胃病复发，只要求治疗胃病云云。因又给予健脾理气化痰方而去。

四、烦躁失眠案

李某，女，年六旬余，山东大学干部家属。

1970 年春，失眠症复发，屡治不愈，日渐严重，竟至烦躁不食，昼夜不眠。每日须服安眠药片，也只能少睡片刻。按其脉，涩而不流利，舌苔黄厚黏腻。并问知其胃脘痞闷，丝毫不愿进食，多日未大便，但腹部并不胀痛。这是湿热结于胃脘，"胃不和则卧不安"，要想安眠，先要和胃。

处方：半夏 12g，黄连 9g，黄芩 9g，炙甘草 6g，枳实 9g，炒麦芽 9g，苍术 12g，炒神曲 6g，大枣 2 枚，水煎服。

傍晚服下，当晚就酣睡了一整夜。满闷烦躁大见好转。接着略作出入加减服了几剂，终至食欲增进，大便通畅，一切症状，大有好转。

本病人治愈 1 年后，失眠症又发作过一次，也是伴随胃肠症状出现的，这足以证明，其失眠的根本原因在于胃肠不和。

第七章　胃肠病治疗注意

胃肠病对于人体的健康，关系极为重大，所以必须及时地、细心地治疗。但仅仅是治疗，这是不够的，最重要的问题，是经常防止胃肠病的发生。下面就谈谈这些问题。

一、针对胃肠病的常见发病原因进行预防

（一）饮食没有规律

进餐有时过早，有时过晚，可口的就吃得忒多，不可口的就吃得忒少，或任意吃冷食，吃零食，不按时，不定量，使胃肠的工作量紧一阵，松一阵。这就容易致成胃肠病。因此，有规律地进食，是防止胃肠病的首要问题。

（二）恣食肥甘，缺乏素食

要保持胃肠的冲和之气，就得常吃些素食淡饭，适当的辅佐一些肉类肥甘食品。《素问·脏气法时论》主张以五谷（粳米、小豆、麦、大豆、黄黍）为养（即主食），以五果（桃、李、杏、栗、枣）为助，五畜（牛、羊、猪、狗、鸡）为益，五菜（葵、藿、薤、葱、韭）为充，就是这个意思。如果贪食肥甘，以酒为浆，就会使胃肠的冲和之气，变为湿热壅满，发生病变。所以提

倡素食，对于防止胃肠病，也有助益。

（三）缺乏适当的体力锻炼

适当的体力劳动，能加强人体所有器官（包括胃肠在内）的锻炼。譬如体力劳动者的食量总比脑力劳动者为大，就是证明。古语说："饭后百步走，活到九十九。"就是提示人们：适当的体力活动，是防治一切疾病的诀窍。

（四）经常保持愉快的心情

过度的忧愁、悲伤、恐怖、紧张、愤怒都能导致胃肠病的发生。因此，预防和治疗胃肠病，都要经常心情愉快，保持乐观主义。避免患得患失，自私自利，以正确的态度来认识《内经》所说："恬淡虚无，真气从之，精神内守，病安从来。"

（五）注意饮食卫生，防止病从口入

古人曾讲到"鱼馁而肉败不食"，这是说，凡腐烂的食物，吃了容易中毒。又，医书记载，吃柿子不可喝烧酒，吃大葱不能蘸蜂蜜等，也有一定的参考价值。因此，选择食物，要注意新鲜、清洁；调和食品，要恰当、可口，防止发生不良反应。

二、胃肠病治疗中和治疗后应当注意的问题

（一）症状消失，不等于胃肠病彻底治愈

中医中药治疗胃肠病，历来是依据症状来辨证施治，如果方药运用得当，常可收到意想不到的效果。但是慢性胃肠病，多发展为器质性病变，症状虽然可以很快地暂时消失，但创面还需逐渐地恢复，因此，有的服药应当继续一段时间，以巩固疗效。

（二）用药要精炼

药物对症，便宜专攻，单方小方，既有效，又经济，应当大力提倡。因此，除了个别情况以外，应尽量避免开大方、贵方和杂乱无章的药方。疗效的大小，不在于方大药贵，而且大方贵药，病人限于经济，往往望而生畏，即使有些效果，也不能继续吃下去。

（三）要使病人树立坚强的信心

胃肠病，包括器质性的，大多数是能够治愈的。但有时要走一些弯路，也是不可避免的。因此，医务工作者，要多掌握一些资料，细心诊断与治疗，全心全意为病人负责。病家也要与医生合作，认真按医嘱行事，耐心治疗，不要轻易丧失信心，弃而不治。

（四）要中西医结合

中医诊断，有片面性，中药治疗，也有局限性。譬如有一些疾病，如巨结肠、肠畸形、肿瘤等，中医诊断有困难，治疗也有困难，因此，有时要借助于西医学，采用中西医结合的方法。

（五）排除其他疾病

临床常有这样一些病人，胃肠症状很突出，但实际是其他疾病的一个症状。例如主诉是厌食，而实际是肝炎或妊娠；主诉是呕吐，而实际是尿毒症等。因此，做必要的检查，排除疑似症，也是必要的。